康佳

妇科临证经验辑要

主编　康　佳　马丽然

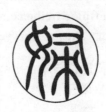

全国百佳图书出版单位

中国中医药出版社

图书在版编目（CIP）数据

康佳妇科临证经验辑要 / 康佳，马丽然主编 . —北京：
中国中医药出版社，2024.5
ISBN 978 – 7 – 5132 – 8675 – 6

Ⅰ . ①康… Ⅱ . ①康… ②马… Ⅲ . ①中医妇科学—
临床医学—经验—中国—现代 Ⅳ . ①R271.1

中国国家版本馆 CIP 数据核字（2024）第 053605 号

中国中医药出版社出版
北京经济技术开发区科创十三街 31 号院二区 8 号楼
邮政编码　100176
传真　010-64405721
廊坊市佳艺印务有限公司印刷
各地新华书店经销

开本 710×1000　1/16　印张 10.5　字数 149 千字
2024 年 5 月第 1 版　2024 年 5 月第 1 次印刷
书号　ISBN 978 – 7 – 5132 – 8675 – 6

定价　49.00 元
网址　www.cptcm.com

服 务 热 线　010-64405510
购 书 热 线　010-89535836
维 权 打 假　010-64405753

微信服务号　zgzyycbs
微商城网址　https://kdt.im/LIdUGr
官 方 微 博　http://e.weibo.com/cptcm
天猫旗舰店网址　https://zgzyycbs.tmall.com

如有印装质量问题请与本社出版部联系（010-64405510）

康佳妇科临证经验辑要

编委会

学术顾问　丁丽仙

主　　编　康　佳　马丽然

副主编　王婷婷　肖双双　江　媚　甘　辛

编　　委（按姓氏笔画排序）

　　　　　刘　瑶　刘旭昭　闫妙娥　凌丹凤

　　　　　鲁利香　童　伟

前言

　　康佳，女，1957 年 9 月出生，1978 年于贵阳中医学院（现贵州中医药大学）中医系就读大学本科，在贵州省中医医院临床轮转学习至妇科时有幸跟师于黔贵丁氏妇科第十代传人丁丽仙教授，得其传道解惑，倾囊相授，受益终身。

　　黔贵丁氏妇科流派是 2012 年 12 月国家中医药管理局批准的全国 64 家中医流派里贵州省唯一获批的流派。丁氏妇科是近代贵州高原著名妇科流派，已历经近 300 年历史（相传 11 代），历代传人悬壶济世，医德高尚，医术精湛，热心教育，杏林满园，名满黔中大地，流派特色鲜明，学术影响深远。

　　丁氏妇科的传承教育方式是以家族传承为主，体现父子相承，祖孙相教，兄弟相学，师徒相授，世代业医的"家族链"现象十分明显；同时又打破传统，拜异姓为师。传承历史悠久深远，传承特点鲜明突出，医德医术世代相传，学术思想自成体系，热心教育杏林满园，著书立说流传于世，名医辈出后继有人。丁氏妇科坚守的是精神和信念，传承的是医德和医术。在黔中大地坚守和传承近300年，就像贵州高原上一股常流不断的溪水，生生不息。

丁氏妇科第九代传人丁启后，是承前启后，开拓创新的关键人物，他继承先辈的经验，融会贯通恩师王聘贤的妇科学术观点，又积自己数十年的妇科临证经验为一体，系统地总结了丁氏妇科学术思想。他提出的"阴血留存论""解郁化滞论"及与之相关的辨证体系是丁氏妇科的学术精华。

丁丽仙教授，是我国第一批国家级名老中医丁启后教授的学术继承人，黔贵丁氏妇科流派第十代代表性传承人，全国名中医。继承了其父丁启后的医德医术，创建了丁启后名老中医工作室及丁氏妇科流派传承工作室。丁丽仙教授热心教育，杏林满园，弟子遍布祖国各地。

康佳有幸于1981年获得良机与恩师丁丽仙教授相遇，跟师学习多年，受其家族中医文化的浸润和熏陶，跟名师，读经典，对中医文化产生了深厚的情结，毕业后顺利实现了中医梦，终身从事自己最喜爱的职业——中医妇科，成为黔贵丁氏妇科第十一代传人，至今从医40年，她不断传承精华，创新理论，对中医学术有较深的造诣，临床经验丰富，治疗效果好，在中医妇科界享有一定声誉。2016年11月获得北京市东城区第一届"知名中医"称号并成立工作室。2018年11月北京中医药薪火传承"3+3"工程康佳基层老中医传承工作室成立，康佳教授获得北京市"基层老中医"称号。2019年1月，在康佳教授的带领下北京市鼓楼中医医院成立了不孕不育调理中心，2021年康佳教授获得"首都名中医"荣誉称号，成为第六批北京市级老中医药专家学术经验继承工作指导老师。曾荣获全国先进工作者、全国"三八"红旗手、2008年感动东城公德人物、东城区抗震救灾先进个人、全国计划生育工作先进个人、北京市爱国立功标兵、首都抗击"非典"先进个人等荣誉称号。

缘于此，本书写作特色有三：一是较为重视展现康佳教授在诊治具体疾病时思辨体系的精妙之处，通过验案分析充分展示辨病与辨证相结合的要点，针刺、艾灸、耳穴压豆、药膳等多种治疗技法的联合应用，以及治未病理念的临证发挥等。二是较为具体地列举了康佳教授临床用药之灵巧。康佳教授认为"用药如用兵"，熟知药味、药性及现代药理特性，注重药物配伍、阴阳互补、动静互助、相生相克的原则；利用药物归经及药性特点灵活应用引经药，使药效直达病所，减少内耗。三是较为详尽地分析了古方今用的切入点。康佳教授熟读经典，师古而不泥古，临证中创新发挥，古方今用。本书追本溯源，寻求古方出处及时代背景，分析方药配伍及现代药理研究，紧扣病因病机，体现中医异病同治的特色。

中医学是中华民族之瑰宝，习近平总书记多次提到要"深入发掘中医药宝库中的精华"，而中医流派特色、名家思想就是中医药的宝库，需要传承人、后学者不断传承与发掘。本经验集是取康佳教授临床记载较完整的第一手资料，在尊重原意的基础上加以整理，并经康佳教授亲自审阅修改而定稿。期待本书能让读者更深刻地理解、掌握和运用康佳教授的临床经验，发挥其阅读价值。

感谢丁丽仙教授在本书的编纂过程中给予的悉心指导！感谢中国中医药出版社诸位编辑在本书撰写、出版、发行过程中提供的帮助！限于水平，缺点和谬误之处在所难免，请各位同人提出宝贵意见，以便再版时修订提高。

康佳基层老中医传承工作室

2023 年 9 月

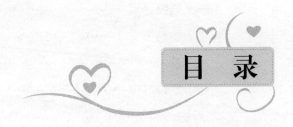

目　录

3

第一章

临证特色

康佳教授治疗妇科疾病的学术观点深受黔贵丁氏妇科"阴血存亡论"思想的影响，重视调补肝、脾、肾，认为女性经、带、胎、产、乳与肝、脾、肾三脏有着密切关系，临证中常以调补先后天为主，同时不忘柔肝、养肝、滋肝以固护阴血，多获显效，尤其对月经失调、不孕症的治疗，效果更佳。在传承中不断创新，衷中参西，辨病与辨证结合，不断扩充中医诊疗的疾病谱，在现代辅助生殖技术中注入了中医药调理的理念，充分体现了中医药治疗的优越性。在近 40 年的临床实践中，逐渐形成了具有自身特色的理论体系。

一、将"阴血存亡论"引到调理月经的关键

月经是女性特有的生理现象。月经的来潮，表示女性生殖功能发育逐渐趋向成熟，具有繁衍下一代的可能。其本身有一定的时间规律性，正如《素问·上古天真论》说："女子……二七而天癸至，任脉通，太冲脉盛，月事以时下，故有子……七七而任脉虚，太冲脉衰少，天癸竭，地道不通，故形坏而无子也。"多年来康佳教授通过不断学习研究月经的产生机制和调节系统，有了一些独到的见解。她认为月经虽然来源于胞宫内的血海，但产生机制十分复杂。月经的成分主要是血，血为脏腑所化生，藏于肝，通过经脉，才能到达子宫。因而月经的产生和正常与否，都直接受脏腑经脉盛衰的影响。同时月经还包括一些无形的成分，类似于女性激素类物质，即天癸，亦称肾精。明代张景岳称之为"无形之水"，即肉眼不能及，又确实存在，能促进经水来潮的物质。有了这种物质，才能促进子宫发育，冲任盛，经脉通，血海盈满，使月经来潮；有了这种物质，才能促进卵子发育，以至成熟而能排卵。这种癸水样物质内含阴阳两者，形成阴阳消长转化的月节律变化，亦形成月经周期及生殖节律的变化。因此，月经的物质基础即"肾精（阴）肝血"。

受丁氏妇科"阴血存亡论"学术思想的影响，康佳教授深知月经的潮止以肾为主导，并以肾精肝血为物质基础，阴血充盛，下注冲任，血海盈溢，月经如候；妇人摄精成孕，妊娠后胎儿生长发育全赖肾精肝血之滋养；产后百脉空虚，只有补益气血阴精，才能使产后虚损得以恢复；精血津液充足，化生的乳汁才够哺养婴儿；带为阴津所化，精血津液均由任脉所司。因此"肾精（阴）肝血"为经、带、胎、产、乳重要的物质基础。同时女性历经经、带、胎、产、乳，加之当今社会，女性工作压力大，甚至熬夜、昼夜颠倒，饮食无度，起居无常，阴津暗耗，而"数脱血也"。因此"伤阴耗血"为女性患病的基本特点，也是调理月经周期的关键点及出发点。临床中在治疗月经后期、闭经、月经过少、月经失调导致的不孕症时常从月经周期的经后期以填补肾精肾水、滋养肝血为法治之，同时给予少许温补肾阳的药物，促进卵泡的募集、生长、优化及排卵，最终获得有排卵的月经，对于月经失调及不孕症屡获良效。

二、调补后天脾胃贯穿始终

《类证治裁》曰："人身所宝，唯精气神，神生于气，气生于精，精化气，气化神，故精者身之本，气者神之主，形者神之宅也。"可见人的生命物质虽与先天（肾）和后天（脾胃）密切相关，但其精微物质的供给补充，是靠后天脾胃。提高人体的抗病能力、免疫能力，即增强人的正气，正气即元气，元气是健康之本，脾胃是元气之本。即《黄帝内经》中的"正气内存，邪不可干"。

脾主运化，为气血生化之源，脾虚则血无以生，不能滋肾填精，濡养冲任胞宫，而致月经失调、闭经及不孕。正如李东垣在《脾胃论》中指出："内伤脾胃，百病由生。"素体脾阳不足，水湿内停，久则湿聚成痰，阻滞冲任，经候不调；或恣食膏粱厚味，形体肥胖，痰湿内蕴，冲任胞脉受阻，不能摄精受孕。《女科经纶》引朱丹溪云："肥盛妇人，禀受甚厚，恣于酒食，经水不调，不能成孕，以躯脂满溢，湿痰闭塞子宫故也。"因此，康佳教授在遣方用药中时常加以顾护脾胃之品，倡导补后天以养先天的思想。她认为调补后天脾胃包括健脾补气血、运脾燥湿化痰及醒脾开胃气等法。在生化气血精微物质、去除体内痰浊湿邪的同时，也促进药物吸收，提高临床疗效。

三、疏肝解郁以畅通气血

肝藏血，女性以血为用，而肝又主疏泄，因此女性气血的失调首推肝之疏泄功能失常。肝喜条达而恶抑郁，肝之疏泄作用除了调畅情志，疏泄脾土，调和血气外，在女性主要表现为与冲任关系密切。冲任二脉均起于胞中，肝经环布阴器，前人有"冲脉隶属于肝"的说法。冲脉之气旺盛而流通有赖于肝之疏泄有序，冲任二脉和调，血海满盈，月事以时下，"任主胞胎"的功能正常。再则冲任气调，不上犯脾胃，化源充足，肝有所养，疏泄有度，血海气血旺盛，经、带、胎、产、乳的生理活动方可正常。

朱丹溪曰："气血冲和，万病不生。一有怫郁，诸病生焉。故人身诸病多生于郁。"傅青主曰："妇人有经来断续，或前或后无定期，人以为气血之虚也，谁知是肝气之郁结乎。"素性抑郁，情志不畅，肝气郁结，疏泄失常，久而不孕；或因盼子心切，烦躁焦虑，肝郁气滞，冲任失调；或肝血不足，气血不调，冲任失和，不能摄精成孕。正如《景岳全书》云："产育由于气血，气血由于情怀，情怀不畅则冲任不充，冲任不充则胎孕不受。"

这些都指出了气机郁滞为妇人发生经、带、胎、产及其他杂病的重要因素。康佳教授在临证时善用养肝、疏肝之法，尤其是对月经失调及久治不孕的患者，常予少量养血柔肝药（当归、白芍等）或疏肝解郁药（玫瑰花、合欢花、郁金等），配合中医特色诊治技术（耳穴压豆、针灸等）疏通肝经气血，同时予心理疏导，往往获得佳效，正所谓"以通为盛"。

四、衷中参西，扩展中医诊疗思维

康佳教授从事中西医结合临床工作40余年，在传承天人合一理论、整体观、辨证论治体系的基础上，灵活参考现代的循证医学伦理、还原论、强大的检测体系、精细的疾病谱系，取长补短，不断扩展中医的诊疗思维，提高了临床疗效。

首先，她认为作为一名现代中医医师，不要局限于传统中医望、闻、问、切四诊的方法，要与时俱进，学会借鉴西医学强大的检测方法，如血液化验、超声检查、核磁检查、病理活检等，让西医学检测成为我们的眼睛和手，这样我们才能看到以前所不能看到的，才能切到以前所不能触到的，从而更好地服务于临床，这就是所谓的中医四诊的延伸。

其次，随着现代医学技术的发展，疾病谱系更加全面、精细化。而传统中医往往强调整体观，以辨证论治为主，通常异病同治，同病异治，这是优势，同时也有一定的局限性，疾病谱简单化，往往遇到新增的疾病不能对号入座。康佳教授临床中注重辨证与辨病结合，不断扩充中医学的疾病谱，从而发挥中医标本兼治的优势，取得更满意的效果。如在辨证论治的基础上，选用不同的引经药用于乳腺增生、卵巢囊肿等疾病的治疗；针对子宫肌瘤、子宫腺肌病（瘤）选取不同的软坚散结之品；同时在应用西医学辅助生殖技术过程中，发挥中医月经分期调周法及保胎的优势，提高了现代医学辅助生殖技术的妊娠率，为不孕患者带来了福音。

五、针药并用，巧妙应用中医适宜技术

气学说是中国古代哲学思想的精髓，认为世间万物皆由气构成。中医学的气学说源于古代哲学的精气学说，并在原有基础上不断发展和丰富，成为中医基础理论的重要组成部分。气的运动属性，既是其功能的表现，也是其存在的形式。气的运动称为气机，气的运动变化称为气化。《灵枢·脉度》说："气之不得无行也，如水之流，如日月之行不休。"《素问·六微旨大论》说："是以升降出入，无器不有。"升、降、出、入四种运动形式，是气的基本运动状态。人处天地之间，人体气的运动形式亦是升、降、出、入，在这个过程中气所发生的运动变化就是机体的气化。气的运动正常是健康的保障。

中医学认为，气是构成人体结构和维持生命活动的基本物质，《难经·八

难》曰："故气者，人之根本也，根绝则茎叶枯矣。"说明气是人体的根本，如果机体内没有气的运行，人的生命也就不复存在了。

康佳教授认为人体是由气、血、水三大物质组成的，气是真实存在于人体内极精微的物质，是推动人体生命从精神活动到物质活动的原始动力，而人体发病均因气、血、水的运行失调所致，多为气滞，久而成瘀、成饮、成痰，或互为因果，如在妇科可发展为月经失调、闭经、癥瘕、积聚、不孕症等疾病。在长期的中医妇科临床实践工作中，康佳教授逐渐摸索出"气滞"是具有普遍意义的病理现象，不管从宏观方面来看还是从微观方面来看，不管从病因来看还是从病果来看，气机郁滞都具有普遍性，整体或局部病灶气、血、水的不通，始终都是疾病矛盾的主要方面。

针灸学是体表医学，针灸治病原理是通过对经络系统内外的刺激，使机体产生应激反应，从而对人体相关器官组织的功能状态进行调整的结果，其调整的对象就是气、血、水。气与血、气与水，虽然相互为生，关系密切，但气与血、水的形态不同，各自的阴阳属性不同，在生命活动中所处的地位亦不相同。针灸学在治病过程中，通过针刺、按压体表腧穴，需要得气及气至病所，从而对人体内部气机进行调控，最终达到治病的目的，所以针灸学更重视的是气的充盈与运行。由此可见，针灸治病的特点与规律，都是在遵循气的运行规律。如对脏腑功能的调整注重的是气化，对经络状态的调整注重的是气机，针刺的进针注重的是得气，行针时经络传导注重的是气至病所。

因此，康佳教授认为正确分析气滞的病因、病位、性质及其病理过程，对临床的诊断与治疗有着十分重要的意义。在治疗过程中以调畅人体气机为要务，常针药并用，巧妙应用中医适宜技术，如针刺、电针、耳穴压豆、耳针、穴位贴敷、拔罐、刮痧等，常事半功倍，效如桴鼓。

六、药食同源，养医同理

药膳是中医药学的一个重要组成部分，是中华民族历经数千年不断探索、积累而成的应用科学技术，是祖国宝贵文化遗产中一颗灿烂的明珠。中国药膳食疗的特点，是根据药食同源、养医同理的原则，充分发挥各类食物与药物的功效，达到防治疾病、养生康复、延长寿命的目的。

药膳学中药物和食物的配伍组方与临床施膳，都是以中医学的基本理论为指导，尤其是辨证论治理论的应用，突出中医药学的特点。中医在认识和防治疾病过程中，讲究理、法、方、药，用药治疗如此，辨证施膳也是如此。在正确辨证的基础上，确立治则与治法，针对具体证型，依据药物和食物的性能进行选择，调配组合成药膳方，运用药食之性能来矫正脏腑功能之偏颇，使之恢复正常或增强机体免疫功能和抵抗力。

药膳是在中医学、烹饪学和营养学理论指导下，严格按药膳配方，将中药与某些具有药用价值的食物相配，采用我国独特的烹调技术和现代科学方法制作而成的具有一定色、香、味、形的美味食品，特别能满足人们"厌药喜食"的天性。

康佳教授在诊疗过程中，重视饮食调养与妇科疾病的辨证关系，根据食性理论，以食物的四气、五味、归经、阴阳属性等与患者的病理密切相关的理论和经验作为指导，结合患者的体质和证候特点，选择食疗药膳辅助治疗。

如针对心脾两虚型卵巢储备功能下降的患者，在用中药辨证治疗的基础上，日常应用益母饮进行调理。做法：莲子、龙眼肉、百合各15g，黑豆浆、冰糖适量。将莲子、龙眼肉、百合放入砂锅内，加黑豆浆适量，大火煮沸后再煎20分钟，去渣入冰糖溶化后饮用，可常服。正所谓"寓医于食"，即将食物赋以药用，又将药物作为食物，食助药威，药借食力，二者相得益彰，既提高了食物的营养价值，又提高了药物的临床疗效。

康佳教授的学术思想宗于仲景、青主，源于丁氏妇科，结合西医学发展背景，师古而不泥古，在遵循中医药发展规律的基础上，传承精华，守正创新。通过临床40余年的努力，不断推动和发挥中医药在妇科领域的独特优势和作用，始终为建设健康中国和中华民族的伟大复兴贡献力量。

第二章

经典医案

一、月经病

月经病是以月经的周期、经期、经量、经色、经质等发生异常，或伴随月经周期，或于经断前后出现明显症状为特征的疾病，是妇科临床的多发病。常见的月经病有月经先期、月经后期、月经先后无定期、月经过多、月经过少、经期延长、经间期出血、崩漏、闭经、痛经、经行口糜、经行情志异常等。

月经病的病因病机：主要病因是寒热湿邪侵袭、内伤七情、房劳多产、饮食不节、劳倦过度和体质因素。主要病机是脏腑功能失常，血气不和，冲任二脉损伤及肾 – 天癸 – 冲任 – 胞宫轴失调。

康佳教授受黔贵丁氏妇科"阴血存亡论"思想的影响，深知在调经过程中"留得一分阴血，尚存一分生机"的重要性。"经水出诸肾"，月经的物质基础即"肾精（阴）肝血"。康佳教授认为，治疗月经失调，首先需要充分了解月经的物质基础，掌握月经的规律性，用药时应顺从月经周期中阴阳转化和气血盈亏的变化规律，结合不同年龄阶段的生理特点加以引导。在任何时期均需固护阴血，使经水有所出路，开阖有常。

周期施药：康佳教授认为调经的关键是调周，调周的关键是找准阴阳转换点，即真机期。经后期重在守护和调补"肾精（阴）肝血"（贯穿整个月经周期），加入少许温补肾阳之品，以助力启动卵泡的募集、生长、优化，所谓"善补阴者，必于阳中求阴"；进入真机期时，以温阳活血为法促发真机期的形成，从而促发排卵；进入黄体期时，以温阳为主，配伍枸杞子、女贞子等滋阴之品，支持黄体功能，所谓"善补阳者，必于阴中求阳"；月经前调理气机，气行则血行；月经期间注重气血流通，因势利导，祛瘀生新。可以依据西医学的检查技术，如血清激素水平的测定、超声监测卵泡、基础体温的测定等，辅助指导临床用药。

（一）月经先期

月经周期提前 7 天以上，甚至 10 余日一行，连续两个周期以上者，称为月经先期，亦称"经期超前""经行先期""经早""经水不及期"等，属于西医学功能失调性子宫出血范畴。月经先期属于以周期异常为主的月经病，常与月经过多并见，严重者可发展为崩漏，应及时进行治疗。

关于本病的病因病机，主要是气虚和血热。气虚则统摄无权，冲任不固；血热则热扰冲任，伤及胞宫，血海不宁，均可使月经先期而至。宋代《妇人大全良方·调经门》指出，本病病机是由于"过于阳则前期而来"，后世医家多宗"先期属热"之说，如元代朱丹溪有"经水不及期而来者，血热也"的见解。《景岳全书·妇人规》对本病的病因、辨证、论治作了较全面的阐述，提出气虚不摄也是导致月经先期的重要发病机制。清代《傅青主女科·调经》提出根据经血量的多少以辨血热证之虚实，有临证参考价值。

康佳教授认为本病可由气虚、血热、血瘀导致。虚证主要是脾气虚及肾气虚，血热主要为阳盛血热、阴虚血热、肝郁血热，而血瘀可因虚至瘀，亦可因寒至瘀。脏腑归于肝、脾、肾三脏。因冲任不固，血海不宁，经血失约也可出现经水不断，至期难尽，周期提前、经量过多、经期延长可同时出现，并可发展为崩漏。

医案 1

黄某，女，44 岁，已婚，护士。

初诊日期：2019 年 10 月 8 日。

主诉：月经先期伴经期口腔溃疡近 1 年。

现病史：患者平素月经尚规律，7/21 ～ 24 天，量中，色红。末次月经（LMP）2019 年 9 月 15 日。近 1 年患者值夜班，工作压力大，出现月经先期，经期常伴口腔溃疡。

刻下症：易怒，经前乳胀，胸胁胀满，眼干，纳可，眠差，大便偏干，日 1 次，小便色黄。舌暗红，苔薄黄，脉弦数。

既往史：体健，否认内科病病史。

药物过敏史：否认。

婚育史：婚后18年，孕2产1，2005年剖宫产1子，体健，2018年人工流产1次。

辅助检查：当日超声示内膜厚0.8cm，余未见异常。性激素（经期第2天）示促卵泡激素（FSH）10.18mIU/mL，雌二醇（E_2）31.00pg/mL。

西医诊断：月经失调。

中医诊断：月经先期（肝肾阴虚，虚火上炎）。

治法：滋水清肝，引火下行。

方药：生地黄15g，当归10g，白芍10g，炒酸枣仁20g，山萸肉12g，茯苓10g，山药6g，柴胡10g，栀子9g，牡丹皮15g，泽泻15g，川牛膝10g，肉桂1g，石斛10g，甘草3g。14剂，水煎服，日1剂。嘱其禁食辛辣及羊肉，清淡饮食。

药膳（玉竹猪肉汤）：玉竹30g，瘦猪肉90g，熬汤饮用。此汤可养阴润燥，除烦止渴。

二诊（2019年10月22日）：患者10月17日月经来潮，经期未再伴发口腔溃疡。

按语：《素问·上古天真论》曰："肾气盛……天癸至，任脉通，太冲脉盛，月事以时下。"亦有《医学正传》之"月经全借肾水滋化"，《傅青主女科》之"经水出诸肾"之说。《格致余论》云："司闭藏者肾也，司疏泄者肝也。"患者情志不畅，肝气抑郁，日久化火，伤及胞宫，血海不宁，月经先期，同时阴津暗耗，乙癸同源，则肾水不足，虚火上炎，经期阴血丢失时，虚火更盛，则见经行口糜。治以滋补肝肾之阴，引火下行。

方药以滋水清肝饮加减。滋水清肝饮出自清代高鼓峰《医宗己任编》，言："疏肝益肾汤，凡胃脘痛，大便秘结者，肝血虚也，此方主之，柴胡、白芍、熟地、山药、萸肉、丹皮、茯苓、泽泻。加归身、枣仁、山栀，名滋肾清肝饮。"而清代吴仪洛在《成方切用》中言"鼓峰造滋水清肝饮"，将肾

13

第二章　经典医案

作水，滋水清肝饮沿用至今。该方由六味地黄丸与丹栀逍遥散共同化裁而来。方中柴胡疏肝解郁，使肝郁得以条达；熟地黄益髓填精，滋补肾阴，二者共为君药。山萸肉补养肝肾，山药善补肺脾肾，石斛补养肝肾，熟地黄、山萸肉、山药、石斛配伍"三阴并用"，共奏补肾之功。白芍养血敛阴，缓急柔肝；当归养血和血，是血中气药；当归、白芍、柴胡，补肝体而调肝用，共为臣药。茯苓健脾益气；泽泻利湿泄浊，使熟地黄滋而不腻；牡丹皮清泄相火，制约山萸肉温涩之性；酸枣仁养心安神益肝；栀子泻火除烦，解肝热，共为佐药。甘草为使，调和诸药。滋水清肝饮乃肝肾同治之方，共奏疏肝解郁，滋阴补肾之功，疏中有补，开中有阖，使精血足，气血调，经水如期而至。

康佳教授灵活应用此方，并将方中熟地黄易生地黄以加强滋阴清热之功，降虚浮之阴火，川牛膝及肉桂可以引药下行，兼能引火归元。

医案 2

高某，女，37 岁，已婚，职员。

初诊日期：2020 年 5 月 14 日。

主诉：月经先期半年余。

现病史：患者平素月经规律，5/30～32 天，量中色红。近半年无明显诱因出现月经提前，23～25 天一行，量多，较前增加 1/3，色红。LMP 2020 年 5 月 3 日，经行少腹胀痛，经前乳胀。

刻下症：烦躁易怒，口苦咽干，纳眠可，大便干，小便调，舌边尖红，苔黄腻，脉弦数。

既往史：体健，否认内科病病史。

药物过敏史：否认。

手术史：2 年前行巴氏腺脓肿切开引流术。

婚育史：有性生活史，孕 0 产 0，现工具避孕。

妇科检查：外阴已婚未产型，阴道畅，宫颈光滑，子宫前位，正常大小，活动可，双侧附件区未触及明显异常。白带常规未见异常。

西医诊断：月经失调。

中医诊断：月经先期（肝郁血热证）。

治法：疏肝清热，凉血调经。

方药：牡丹皮 12g，栀子 3g，当归 12g，白芍 10g，柴胡 10g，生白术 12g，茯苓 12g，薄荷 3g，生甘草 3g，荆芥 10g，黄芩 10g，生地黄 12g，川芎 10g，生薏苡仁 15g。14 剂，颗粒剂，水冲服，日 1 剂。

二诊（2020 年 5 月 28 日）：患者服药后烦躁易怒好转，口苦咽干减轻。目前正值经前，觉乳房胀痛，仍大便干，伴腹胀，小便频数，舌脉同前。上方加枳实通腑，加郁金、延胡索、川楝子疏肝行气止痛。

三诊（2020 年 6 月 11 日）：患者 6 月 1 日月经来潮，5 天净，量较前减少，色红，周期 30 天。经期腹痛减轻，血块减少，偶有腰酸。舌红，苔薄黄，脉细弦。前方去延胡索、川楝子，加女贞子、旱莲草、续断以补肾滋阴。调理 2 个月后，月经周期恢复至 28～30 天。

按语：本患者情绪抑郁，肝郁化热，热扰冲任，经血妄行，故月经先期、月经过多；热灼于血，故经色深；气滞血瘀，则经行腹痛，夹血块；肝失柔顺则烦躁易怒；肝气郁结，乳络不畅，则乳房胀痛；肝郁化火，则口苦咽干。平素肝郁伤脾，湿热下注阴户，则有阴疮病史。舌边尖红，苔黄腻，脉弦数略滑，均为肝郁化热之象。

康佳教授治疗本病以丹栀逍遥散合荆芩四物汤加减，使肝气畅达，肝热得清，热清血宁，则经水如期。丹栀逍遥散主治肝脾不调所致的月经先期、痛经等，方中牡丹皮、栀子、柴胡疏肝解郁，清热凉血；当归、白芍养血柔肝；白术、茯苓、生甘草健脾补中，薄荷助柴胡疏达肝气。荆芩四物汤出自《医宗金鉴》，用四物汤养血，配以荆芥祛风，黄芩清热，主要用于治疗血热而致的月经先期、月经过多、崩漏等妇科病证。

（二）月经后期

月经周期延后 7 天以上，甚至 3～5 个月一行者，称为"月经后期"。亦称"经行后期""月经延后""月经落后""经迟"等。一般认为须连续出现两个周期以上才可诊断为此病。若偶然延后一次，下次仍如期来潮者，或青春期月经初潮后 1 年内，或围绝经期周期时有延后，均不作病论。月经后期如伴经量过少，常可发展为闭经。西医学功能失调性子宫出血，出现月经延后征象者可属于本病。

本病的病机有虚实之分。虚者多因肾虚、血虚、虚寒导致精血不足，冲任不充，血海不能按时满溢而经迟；实者多因血寒、气滞等导致血行不畅，冲任受阻，血海不能如期满盈，致使月经后期而来。《妇人大全良方·调经门》引王子亨所言"过于阴则后时至"。认为月经后期为阴盛血寒所致。明代《医方考·妇人门》论述月经后期为寒、为郁、为气、为痰。薛己、万全、张景岳等更分别提出了"脾经血虚""肝经血少""气血虚弱""气血虚少""气逆血少""脾胃虚损""痰湿壅滞"及"水亏血少，燥涩而然""阳虚内寒，生化失期"等月经后期的发病机理，并提出补脾养血、滋水涵木、气血双补、疏肝理气、导痰行气、清热滋阴、温经活血、温养气血等治法和相应的方药，使本病在病因、病机、治法、方药等方面渐臻完备。

康佳教授深受黔贵丁氏妇科"阴血存亡论"思想的影响，深知"留得一分阴血，尚存一分生机"及"祛除一分郁滞，调和一分血气"的重要性。在治疗月经后期及月经过少过程中常以"盛""通"二法为要领。经水出诸肾，脾胃为气血生化之源，月经的物质基础是"肾精（阴）肝血"，肝主疏泄，调畅气机。因此，盛者，以益气养血、滋补肝肾为法；通者，以疏肝行气，活血化瘀为要。针药相合，使得阴血存，气血通。

医案 1

盛某，女，29 岁，已婚，社区工作者。

初诊日期：2018 年 11 月 29 日。

主诉：月经延后 1 年。

现病史：患者既往月经按月来潮，近 1 年因工作压力大，情志抑郁，胸闷不适，纳少，月经周期延后，5/40～60 天。LMP 2018 年 10 月 29 日，量少，色暗，夹小血块，经前乳房胀痛。

刻下症：焦虑，喜叹息，神疲肢倦，食欲不佳，纳少，食后胃脘胀满不适，大便时干时稀。舌淡暗，苔白，脉细弦。

既往史：体健，否认内科病病史。

药物过敏史：否认。孕0产0，工具避孕中。

妇科检查：外阴已婚未产型，阴道畅，宫颈光滑，子宫前位，正常大小，活动可，双侧附件区未触及明显异常。白带常规未见异常。

辅助检查：当日超声示内膜厚1.0cm，双侧附件区未见明显异常。

性激素：孕酮（P）9.97ng/mL，雌二醇（E$_2$）157.00pg/mL，β-人绒毛膜促性腺激素（β-HCG）0.01mIU/mL。

西医诊断：月经不调。

中医诊断：月经后期（肝郁脾虚证）。

治法：益气健脾，疏肝活血。

方药：党参15g，炒白术15g，陈皮12g，柴胡10g，郁金12g，白芍15g，当归15g，丹参15g，川芎15g，月季花10g，合欢花10g，鸡内金12g，佛手9g，泽兰12g，川牛膝12g，生甘草6g。7剂，颗粒剂，水冲服，日1剂。

耳穴压豆：选取皮质下、内分泌、肝、脾、肾、神门、交感等穴位贴敷压豆王不留行籽，嘱患者每日自行按压以上穴位3次，每次每穴按压30～60秒。

二诊（2018年12月6日）：服药后患者心情好转，饮食较前增多，上方有效，继续服至经来，如经量不多，经期可继续服药。

三诊（2018年12月13日）：12月9日月经来潮，月经周期40天，经量较前增多，色红。情绪及饮食情况较前好转，上方去鸡内金、佛手，加菟丝子12g，枸杞子12g，以补肾调经，服药至经来。

四诊（2019年1月20日）：2019年1月11日月经来潮，月经周期32天，量中，色红。

按语：本患者因工作不顺心，情志抑郁焦虑，肝气不舒，气机郁滞，气滞则血瘀，瘀血阻滞冲任，进而冲任气血运行不畅，瘀滞胞宫，血海不能如期满溢，经血不能应时而下，月经周期延后。

康佳教授认为本病病机为肝郁脾虚，气血生化乏源，瘀滞胞宫，按"虚者补之，实者泻之"的原则施治。应在辨证论治的基础上重点调治肝脾两脏。方用柴胡疏肝散加减，方中党参、白术、陈皮、鸡内金、佛手健脾和胃，调和肝脾；当归、丹参、川芎、泽兰、郁金、柴胡、月季花、合欢花活血化瘀，疏肝解郁；白芍、生甘草柔肝养血，川牛膝活血，引药下行。全方益气健脾，疏肝活血，并同时施以调畅气机的耳穴压豆治疗，疗效显著。

医案 2

朱某，女，29 岁，已婚。

初诊日期：2019 年 11 月 14 日。

主诉：月经延后，持续 2 年余。

现病史：患者既往月经规律，5～6/28～30 天，近 2 年因工作压力大，喜食快餐及冷饮，体重较 2 年前增加 15kg，月经周期延后，5～6/40～50 天。LMP 2019 年 10 月 16 日，量少，色暗，质稠。

刻下症：腰膝酸软，畏寒，倦怠乏力，头昏，面部痤疮，晨起有痰，大便黏而不爽，2 日一行，小便正常，舌淡暗，苔白腻，脉沉滑。

既往史：体健，否认内科病病史。

药物过敏史：否认。孕 0 产 0。

妇科检查：外阴已婚型，阴道畅，宫颈光滑，子宫前位，正常大小，活动可，双侧附件区未触及明显异常。白带常规未见异常。

辅助检查：当日超声示内膜厚 0.8cm，双侧卵巢内均可见 7～8 个直径小于 1cm 的无回声区。血 β-HCG 0.02mIU/mL。

西医诊断：月经失调。

中医诊断：月经后期（脾肾阳虚，痰瘀互结证）。

治法：补肾健脾，祛痰调经。

方药：茯苓 10g，法半夏 10g，陈皮 10g，苍术 6g，香附 10g，胆南星 10g，浙贝母 10g，夏枯草 12g，石见穿 10g，丹参 10g，鸡血藤 10g，川牛膝 10g，泽兰 12g，桃仁 12g，蝉蜕 6g，僵蚕 10g，熟大黄 10g，片姜黄 10g，淫羊藿 10g，仙茅 10g。14 剂，颗粒剂，水冲服，日 1 剂。

耳穴压豆：选取内生殖器、卵巢、脾、肾、内分泌、腹、交感等穴位贴敷压豆王不留行籽，嘱患者每日自行按压以上穴位 3 次左右，每次每穴按压 30 ～ 60 秒。

药膳调理（白鸽鳖甲汤）：白鸽 1 只，鳖甲 50g 打碎，加水 1 升，武火煮沸后改文火煲 1 ～ 2 小时，待鸽肉煮烂调味。食肉饮汤，1 次／日。

注意事项：嘱患者治疗期间避孕，注意避免食用寒凉、辛辣、刺激的食物，尤其是肥胖的患者应避免高油、高脂食物的摄入，积极减重。

二诊（2019 年 11 月 28 日）：患者服药后月经于 2019 年 11 月 20 日来潮，经量偏少，色暗质稠，腰膝酸软缓解，体重减轻 1kg。血清激素（2019 年 11 月 22 日）：P 0.99ng/mL，E_2 60.00pg/mL，催乳素（PRL）5.63ng/mL，雄激素（T）0.79ng/mL，FSH 4.24mIU/mL，促黄体生成素（LH）8.78mIU/mL。上方去川牛膝、泽兰、桃仁，继服 7 剂，注意饮食控制，积极减重。

三诊（2019 年 12 月 4 日）：患者服药后腰酸乏力好转，头昏已无，痤疮减轻，大便日 1 次，舌淡暗，苔薄白。体重较前再次减轻 0.5kg。当日超声示内膜厚 0.7cm，右卵巢内可见一较大无回声区，大小约 1.6cm×1.6cm，考虑右卵巢无回声为卵泡，且直径大于 1.5cm，即将进入真机期。上方去蝉蜕、僵蚕、片姜黄，加苏木、九香虫，以温阳活血促排卵，此为康佳教授常用对药，同时加山萸肉 15g 以填补肾精，阴中求阳，连服 7 剂。

四诊（2019 年 12 月 11 日）：患者无腰酸，腰腹温，痤疮明显减轻，大便畅。当日超声示内膜厚 0.8cm，右卵巢内无回声皱缩，子宫直肠窝可见液性暗区，范围约 2.0×1.5cm。P 10.5ng/mL，E_2 160.00pg/mL。考虑已排卵，继续予初诊方口服 14 剂。

五诊（2019 年 12 月 25 日）：患者服药后月经于 2019 年 12 月 21 日来潮，行经 5 天，月经周期 32 天，量较前增多，色红，经后痤疮已消，二便调，体重较就诊前共减轻 2.5kg。继续当前方案，治疗 3 个月经周期。

按语：康佳教授认为本患者月经后期，超声提示双卵巢内均可见 7 ～ 8

个直径小于1cm的无回声区，有多囊卵巢综合征的倾向。多囊卵巢综合征属本虚标实，多为肾虚，兼有痰瘀之证，傅青主指出"经水出诸肾"，因此肾虚为本；明代《万氏妇人科·调经章》提出，"肥人经水来少者，则其痰碍经隧也"。痰阻冲任，血行不畅，日久成瘀，痰瘀互结，使血不得下行而至月经量少、延后，甚至闭经。

本患者近2年因工作压力大，喜食快餐、冷饮，损伤脾阳，脾虚运化失常，脾为生痰之源，痰湿内生，而成痰湿之体，脾胃为气血生化之源，月经的物质基础即"肾精（阴）肝血"，因此导致月经量少；又脾阳虚损及肾阳，肾虚不能化气行水，水湿内停，聚湿成痰，痰阻冲任，血行不畅，日久成瘀，痰瘀互结，阻滞冲任二脉，痰湿与脂膜（卵巢处）壅塞或结块，则血不下行，血海不能如期满溢，经血不能应时而下，月经周期延后，甚至闭经。

治疗仍遵循盛、通二法。所谓"盛"即健脾补肾，"通"为化痰散结祛瘀。方用苍附导痰丸、二仙汤合升降散加减。苍附导痰丸出自《叶氏女科证治》，方中茯苓、法半夏、陈皮和胃健脾，化痰燥湿；苍术燥湿健脾；香附理气行滞；胆南星燥湿化痰；仙茅、淫羊藿取二仙汤之意，温肾助阳；夏枯草、浙贝母、石见穿祛痰散结，为康佳教授经验药对；丹参、鸡血藤养血活血通络；泽兰、川牛膝、桃仁活血化瘀，引血下行；升降散出自《伤寒温疫条辨》，该方以僵蚕为君，蝉蜕为臣，姜黄为佐，大黄为使。《素问·六微旨大论》曰："出入废则神机化灭，升降息则气立孤危。故非出入，则无以生长壮老已；非升降，则无以生长化收藏。是故升降出入，无器不有……四者之有而贵常守，反常则灾害至矣。"升降出入是大自然和一切生命体最基本的运动形式，也是我们打开生命奥秘的一把钥匙。本案患者痰瘀内结，扰乱气机，最终出现肥胖、痤疮、大便秘结、月经后期等症状，加入升降散，全方有升有降，通过升清降浊以恢复机体气机的正常运行，从而治愈疾病。

（三）月经过多

月经量较正常明显增多，而周期基本正常者，称为"月经过多"，亦称"经水过多"。一般认为月经量以 30 ～ 50mL 为宜，超过 80mL 为月经过多。也可采用 1990 年 Higham JM 提出的月经失血图（pictorial blood loss assessment chart，PBAC）对月经量进行评估。所有患者均使用长度为 240mm 的日用薄型卫生巾，通过月经失血图总评分估计血量，总评分＞100 分者，诊断为月经过多；总分＜25 分者，诊断为月经过少。

（1）根据每张卫生巾不同的血染程度，分为轻、中、重三度，给予以下不同的评分：①轻度（1 分）：血染面积≤整张卫生巾面积的 1/3。②中度（5 分）：血染面积占整张卫生巾面积的 1/3 ～ 3/5。③重度（20 分）：血染面积基本为整张卫生巾。

（2）如有血块者，再根据遗失的血块大小进行评估：①血块＜1 元硬币者为小血块，评分 1 分。②血块≥1 元硬币者为大血块，评分 5 分。

（3）若出血量无法用血块进行评估，可以估计其为记录量的百分比。

（4）根据月经失血图，认真将整个经期中每张卫生巾的评分、数量和天数填入表中。

月经失血图

月经开始时间：　　年　月　日　　　　　　结束时间：　　年　月　日

卫生巾	第1天	第2天	第3天	第4天	第5天	第6天	第7天	第8天
A								
B								
C								
小血块								
大血块								

注：1. A（1 分）：血染面积小于整个卫生巾面积的 1/3；B（5 分）：血染面积占整个卫生巾面积的 1/3 ～ 3/5；C（20 分）：血染面积基本占满整个卫生巾。若您使用了卫生护垫，则不管血染面积大小，一律按 A 计算。

遗失血量无法用血块表示，则估计其为记录量的几分之几来记录。

2. 小血块（1 分）：＜1 元硬币。大血块（5 分）：≥1 元硬币。

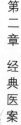

关于月经过多，刘河间在《素问病机气宜保命集》中首先提出"经水过多"的病名，对本病病机以阳盛实热立论，治法重在清热凉血，并辅以养血调经。《丹溪心法》将本病的病机分为血热、痰多、血虚。《妇科玉尺》提出"热血凝结"及"离经蓄血"可致经量过多，其特征是经血有块而腹痛。并认为体质不同，经水过多的病机不同，肥人多虚寒，而瘦人多火旺。治法分别为温经固涩，滋阴清热。

康佳教授认为月经过多的主要病机是冲任不固，经血失于制约。常见的病因有气虚、血热、血瘀。本病可与周期、经期异常并发，如月经先期、月经后期、经期延长伴量多。西医学中排卵性功能失调性子宫出血、子宫肌瘤、子宫腺肌病等疾病及宫内节育器引起的月经过多属于本病。

医案 1

单某，女，40 岁，已婚，职员。

初诊日期：2020 年 10 月 8 日。

主诉：月经过多 3 个月。

现病史：患者 5 个月前外感发热，头痛身痛，自服解热镇痛片、银翘解毒片等药，渐觉好转。后每日午后疲倦乏力，烦热口干，手足心热加重，自测体温，腋下 37.6～37.8℃，胸部 CT、心电图及各项常规检查，均无异常发现，西医诊为低热待查，曾服中西药物，效果不显。近 3 个月来，行经量多，色红有块，每次用卫生巾约 3 包，伴见腰酸腹痛。

刻下症：低热，午后自觉疲倦乏力，烦热口干，不喜饮，手足心热，腰酸腹痛，纳差，眠多梦，大便偏干，小便调，舌红少苔，脉细弦略数。

既往史：体健，否认内科病病史。

药物过敏史：否认。

婚育史：孕 3 产 1。

辅助检查：胸部 CT、心电图未见明显异常，血常规大致正常。当日超声示内膜厚 1.0cm，内可见液性暗区，直径约 0.5cm，卵巢及输卵管未见异常回声。

妇科检查：因正值经期未查。查看 1 个月前妇科检查记录未见异常。

PBAC 评分：近 3 个月评分多为 120 分以上。

西医诊断：异常子宫出血。

中医诊断：月经过多（肝肾阴虚，相火妄动）。

治法：滋阴清热，凉血止血。

方药：当归 15g，白芍 12g，生地黄 12g，棕榈炭 12g，阿胶 12g，生侧柏叶 12g，丹参 12g，青蒿 12g，地骨皮 12g，延胡索 10g，香附 12g，炙甘草 6g。7 剂，颗粒剂，水冲服，日 1 剂。

二诊（2020 年 10 月 15 日）：患者服上方 1 剂后经量减少，3 剂经止。此次月经持续 5 天，用卫生巾 2 包多，仍有低热，脉弦细。

处方：白芍、女贞子、墨旱莲、鳖甲、地骨皮各 12g，青蒿、生地黄各 10g，麦冬 9g，茯苓 12g，香附、银柴胡各 6g。14 剂，颗粒剂，水冲服，日 1 剂。

三诊（2020 年 10 月 29 日）：患者药后低热已退，无不适。昨日月经来潮，经期正常，色量均可，PBAC 评分 85 分。唯少腹胀痛，食纳尚差，舌淡红，苔薄白，脉弦滑。前方加延胡索、川楝子各 10g 以理气止痛，加陈皮、神曲各 10g 以健脾消食。

按语：本病例因外邪未尽，入里化热，消灼阴血，虚火妄动，故低热绵延不已，胃阴不足，和降失司，故纳谷不佳；热扰心神则眠差多梦；热蕴血分，扰及冲任、血海，趁经行之际，迫血下行，是以经水色红量多。患者素体肝肾阴虚，加之入侵邪热，故腰酸乏力，手足心热，烦躁加重。《妇科玉尺》谓："经水过多不止，平日瘦弱，常发热者，由火旺也。"颇与本例病机契合。

康佳教授认为，本病为阴虚之体加外感邪热，病延既久，营阴暗耗，已有入损之虞，非实热而可以徒执寒凉者。因以当归、白芍、阿胶滋阴养血，生地黄、地骨皮、青蒿等滋阴清热退蒸，香附、延胡索、丹参等理气行血，引血归经，又以生侧柏叶、棕榈炭固涩止血。再诊则益肝肾以固本，清虚热以治标，经止热清，复以陈皮、甘草、神曲等理胃和中，启运后天，病遂获愈。

医案 2

郑某，女，38 岁，已婚，教师。

初诊日期：2019 年 6 月 13 日。

主诉：月经量多 1 年。

现病史：患者平素月经规律，7/28 ～ 30 天，量中，色红。1 年半前生产后放置宫内节育器，此后出现月经量增多，伴大血块，经期延长至 10 天。LMP 2019 年 6 月 11 日，量多夹血块，色暗，每 3 小时更换卫生巾，伴腰酸腹痛。

刻下症：腰酸乏力，小腹胀痛，纳可，因夜间月经量多，睡眠不实，二便调，舌淡暗，苔薄白，脉弦涩。

既往史：体健，否认内科病病史。

药物过敏史：否认。

婚育史：孕 5 产 2，2 次均为自然分娩，人工流产 3 次。

辅助检查：当日超声示宫内节育器位置正常，子宫内膜厚 1.0cm，双侧附件区未见异常。

妇科检查：经期，患者拒绝妇科检查。

PBAC 评分：近 1 年余评分多在 135 分以上。

西医诊断：功能失调性子宫出血，宫内节育器。

中医诊断：月经过多，经期延长（肾虚血瘀证）。

治法：补益肾气，化瘀止血。

方药：续断 12g，熟地黄 12g，山萸肉 12g，益母草 15g，茜草 15g，仙鹤草 15g，紫草 15g，三七 3g，白芍 20g，甘草 6g，蒲黄炭 12g，五灵脂 12g。7 剂，颗粒剂，水冲服，日 1 剂。

耳穴压豆：选取肾上腺、肝、脾、内分泌、肾、内生殖器、卵巢等穴位贴敷压豆王不留行籽，嘱其每日自行按压以上穴位 3 次左右，每次每穴按压 30 ～ 60 秒。

药膳调理（羊肉益母草粥）：鲜羊肉 250g，大米 100g。将羊肉洗净、切片，与大米、葱、姜、食盐，以常规方法熬粥，至羊肉熟烂。加入鲜益母草3g，续断10g，鲜荠菜30g。煮熟即可食用，每天2次，服至血止。羊肉补气养血；益母草有活血调经的作用；荠菜含荠菜酸，能缩短出血凝血时间，从而达到止血的目的，对肾虚血瘀型月经过多特别有效。嘱患者于经期服用，连服3个月。

二诊（2019年6月20日）：患者诉服药后月经量明显减少，经期7天，PBAC评分98分，腹痛减轻，刻下症见腰酸，乏力减轻，纳可，眠佳，二便调，舌质淡暗，苔白，脉弦。建议患者于经前1周开始口服上方，连服3个月。

三诊（2019年10月25日）：患者诉服药3个月，停药1个月后，月经周期恢复至6天，PBAC评分85分，无腰酸腹痛，未反复。

按语：康佳教授认为此患者多次妊娠并人工流产，损伤肾气，可见腰酸乏力，冲任之本在肾，肾气不足，封藏失司，故月经量多，经期延长；宫内节育器放置于子宫内，可谓金刃损伤胞宫气血而至瘀血内停，瘀阻冲任，血不归经，以致经行量多，伴血块，色暗，瘀血阻滞气机运行，不通则痛，故小腹胀痛。治疗当补益肾气，化瘀止血。

方药以失笑散合芍药甘草汤加补肾填精药治疗。方中续断补肝肾、强腰膝，《滇南本草》谓其"补肝，强筋骨，走经络，止经中（筋骨）酸痛，安胎，治妇人白带，生新血，破瘀血"，山萸肉、熟地黄滋肾益精，三药合用使肾精得到滋养，肾气得到固摄；仙鹤草、茜草、紫草为康佳治疗月经量多、崩漏的常用组药，常在辨证的基础上，同时加入"三草"，相须为用，急则治其标，既清热凉血止血，又补虚收敛止血，同时又能祛瘀止血，止血而不留瘀，加强塞流止血之功；益母草及三七加强化瘀止血的效果；失笑散出自《太平惠民和剂局方》，蒲黄炭活血止血，五灵脂散瘀止痛，二药合用，有活血散瘀、止痛止血之效；白芍补血敛阴，柔肝止痛，配甘草即芍药甘草汤，缓急止痛。诸药合用，达到标本兼治的目的。

（四）月经过少

月经周期正常，月经量明显减少，或行经时间不足 2 天，甚或点滴即净者，称为"月经过少"，古籍中有"经水涩少""经水少""经量过少"等病名。一般认为月经量少于 20mL 为月经过少。临床也可采用 PBAC 评分对月经量进行评估。若月经后期伴量少，往往为闭经的前期症状。相当于西医学中子宫发育不良、性腺功能低下等疾病及宫腔手术操作后导致的月经过少。

月经过少早在晋代王叔和《脉经》中即有"经水少"的记载，认为其病机为"亡其津液"。明代万全《万氏妇人科》根据体质虚实，提出"瘦人经水来少者，责其血虚少也，四物人参汤主之""肥人经水来少者，责其痰碍经隧也，用二陈加芎归汤主之"。

康佳教授认为本病病机有虚有实。虚者多因精亏血少，冲任血海亏虚，经血乏源；实者多由瘀血内停，或痰湿内生，痰瘀阻滞冲任血海，血行不畅发为月经过少。临床以肾虚、血虚、血瘀、痰湿为多见，责之肝、脾、肾三脏。治疗同月经后期，以盛、通二法为主，滋补肝肾之精血，调动气机的运行，温通经脉，以化瘀滞、祛痰浊。

医案 1

邵某，女，33 岁，已婚，记者。

初诊日期：2019 年 5 月 10 日。

主诉：人工流产术后，伴月经量少 1 年。

现病史：患者平素月经尚规律，6/28 ～ 30 天，量中。患者平素贪食冷饮，腰腹及手足凉，1 年前早孕行人工流产术，术后月经点滴即净，兼有腰酸，头晕，夜尿频多。因近期有怀孕计划，故来诊要求调理月经。近 1 年月经量减少，经期缩短，行经天数 2 ～ 3 天，周期正常。LMP 2019 年 4 月 13 日，经少色暗，有小血块，小腹冷痛，得热痛解，血块排出后痛减。

刻下症：畏寒肢冷，面色青白，偶有腰酸，头晕，夜尿频多，舌紫暗，苔白，脉沉涩。

既往史：体健，否认内科病病史。

药物过敏史：否认。

婚育史：孕2产0，人工流产2次。

辅助检查：性激素（2019年4月15日）PRL 11.23ng/mL，P 0.48ng/mL，T 0.6ng/mL，FSH 6.5mIU/mL，LH 4.8mIU/mL，E_2 36pg/mL。

妇科检查：外阴已婚未产型，阴道畅，子宫前位，正常大小，活动可，双侧附件区未触及明显异常。白带常规未见异常。PBAC评分16分。

西医诊断：月经失调，痛经。

中医诊断：月经过少，痛经（寒凝血瘀证）。

治法：温经散寒，活血调经。

方药：川牛膝15g，葫芦巴12g，当归12g，赤芍15g，川芎12g，小茴香10g，桂枝12g，延胡索15g，五灵脂10g，生蒲黄10g，乌药10g，肉桂6g，干姜10g，鸡血藤10g，丹参10g，没药10g。7剂，颗粒剂，水冲服，日1剂。

中医适宜技术：①耳穴压豆：取肾、子宫、内分泌、皮质下等穴位贴敷压豆王不留行籽，嘱其每日自行按压以上穴位3次，每次每穴按压30～60秒。②艾条灸神阙或命门穴，每次20分钟，每周2～3次。③电针八髎穴：患者俯卧位，取准八髎穴，常规消毒后，用0.25mm×40mm毫针刺入1.5寸，当患者得气后（即腰骶部有酸、麻、胀感时），用脉冲针灸治疗仪的电极针导联线连接夹持针柄，选择疏密波，慢慢调至最适宜的刺激强度，治疗20分钟。月经干净后开始治疗，每周2次，经期暂停治疗。

药膳调理（以下药膳二取一）：①母鸡艾叶汤：老母鸡1只，艾叶15g。将老母鸡洗净，切块，同艾叶一起煮汤，分2～3次食用。月经期连服2～3剂。②枸杞炖羊肉：羊腿肉1000g，枸杞50g，调料适量。羊肉整块用开水煮透，放冷水中洗净血沫，切块，用开水煮，倒入枸杞子、清汤（2000mL）、盐、葱、烧开，去浮沫，文火熬制约1～1.5小时。

注意事项：嘱患者治疗期间严格避孕，经期注意保暖，不宜冒雨涉水，不宜过食生冷寒凉食物。

二诊（2019 年 5 月 17 日）：LMP（5 月 12 日），4 天净，量较前有所增加，色红，血块减少，PBAC 评分 22 分。自觉下腹冷痛明显减轻，上方去失笑散继服。同时予电针治疗及药膳调理。

三诊（2019 年 8 月 19 日）：治疗 3 个月，LMP（8 月 10 日），6 天净，PBAC 评分 75 分。告知患者可解除避孕。

按语：康佳教授认为患者平素贪食冷饮，损伤脾肾阳气，出现纳差，胃中畏寒，腰酸，手足怕冷，夜尿频多；加之多次人工流产，损伤冲任胞脉，而至瘀血阻络，肾阳虚，寒凝胞宫，冲任阻滞，故经行减少，瘀血内阻，不通则痛，出现经行腹痛，得温痛减。辨证为寒凝血瘀，治疗当以温为主。

方选少腹逐瘀汤加减。此方出自《医林改错》，具有活血祛瘀、温经止痛的功效。主治少腹寒凝血瘀证，少腹瘀血积块，或经期腰酸，小腹胀。本病为瘀血结于下焦少腹，治宜逐瘀活血、温阳理气。方中小茴香、肉桂、干姜味辛而性温，入肝肾而归脾，理气活血，温通血脉；当归、赤芍入肝，化瘀活血；蒲黄、五灵脂、川芎、延胡索、没药入肝，活血理气，使气行则血行，气血通畅故能止痛，共成温逐少腹瘀血之剂；葫芦巴、乌药温肾助阳，增加温通之力；丹参能养血活血，有"一味丹参，功同四物"之说；鸡血藤既能补血，又能活血通络。二者合用既养血又活血，有补有通，动静结合，补血不留瘀，活血不伤正，且丹参性微寒，鸡血藤性温，二者合用后性较缓和，康佳教授常用二药治疗血虚夹瘀或瘀阻胞脉之月经量少、月经后期、经闭等疾病。与此同时，针药并用，通过电针八髎穴，艾条灸神阙或命门，温肾助阳，温通经络，以达到促进盆底血液循环，增加胞宫血供的目的，冲任气血充盛，月经量渐增。

医案 2

朱某，女，32 岁，已婚，护师。

初诊日期：2020 年 3 月 25 日。

主诉：患者月经量少 1 年余，加重 2 个月。

现病史：患者既往月经规律，5～6/28 天，2015 年 11 月早孕人工流产后出现月经量少，较前减少 1/2，3 天净，未行检查治疗。至 2018 年 10 月计划妊娠，于当地医院查超声示子宫内膜不连续，考虑粘连可能。进一步宫腔镜检查示子宫内膜粘连，在宫腔镜下行子宫内膜粘连分解术。术后月经量有所增加，行经 4～5 天，色暗。2019 年 5 月自然妊娠，孕 6 周胎停育行清宫术，术后月经恢复，但量再次减少，2～3 天即净，护垫即可，周期正常。2019 年 9 月复查超声示子宫内膜不连续，考虑粘连可能。于是至北京某医院行宫腔镜检查示子宫内膜粘连，再次在宫腔镜下行子宫内膜粘连分解术，术后予芬吗通治疗 3 个月，月经 3～4/28～30 天，量少，色淡暗，伴腰酸、小腹隐痛，近 3 个月未避孕未孕。为求中医药治疗就诊于我院，LMP 2020 年 3 月 10 日，行经 4 天，量少，日用卫生巾 1 张。

刻下症：患者腰酸，偶有小腹痛，怕凉，倦怠乏力，纳可，眠浅，二便调，舌淡暗，苔白，脉沉细弦。

既往史：体健，否认内科病病史。

药物过敏史：否认。

婚育史：孕 2 产 0，病史如前。

辅助检查：今日查超声示子宫正常大小，内膜厚 0.6cm，回声欠均匀，双侧附件区未见明显异常。性激素（2020 年 3 月 3 日，月经第 3 天）检查示 P 0.48ng/mL，FSH 9.8mIU/mL，LH 5.2mIU/mL，E_2 38pg/mL，T 0.6ng/mL，PRL 11.23ng/mL。甲状腺功能五项均正常。

妇科检查：外阴已婚未产型，阴道畅，少许白带，无异味，宫颈光滑，子宫前位，正常大小，活动可，双侧附件区未触及明显异常。PBAC 评分 14 分。

西医诊断：月经失调。

中医诊断：月经过少（肾虚血瘀）。

治法：补肾填精，活血化瘀。

方药：熟地黄 15g，赤芍 10g，川芎 6g，当归 10g，覆盆子 10g，菟丝子 15g，五味子 10g，车前子 10g，枸杞子 15g，仙茅 10g，淫羊藿 10g，川断

12g，补骨脂 12g，鸡血藤 20g，丹参 15g，小茴香 10g，莪术 10g，山药 15g。14 剂，颗粒剂，水冲服，日 1 剂。

中医适宜技术：①耳穴压豆：取肾、子宫、内分泌、皮质下等穴位贴敷压豆王不留行籽，嘱其每日自行按压以上穴位 3 次左右，每次每穴按压 30～60 秒。②电针八髎穴：患者俯卧位，取准八髎穴，常规消毒后，用 0.25mm×40mm 毫针刺入 1.5 寸，当患者得气后（腰骶部有酸、麻、胀感时），用脉冲针灸治疗仪的电极针导联线连接夹持针柄，选择疏密波，慢慢调至最适宜的刺激强度，治疗 20 分钟。月经干净后开始治疗，每周 2 次，经期暂停治疗。

注意事项：嘱患者治疗期间严格避孕，禁食寒凉，注意保暖，对患者进行心理疏导，保持心情舒畅。

二诊（2020 年 4 月 8 日）：月经未至，腰酸较前好转，腰腹怕凉减轻，倦怠乏力好转，纳可，眠浅，二便调，舌淡暗，苔白，脉沉细弦。予桃红四物汤合逍遥散加减，以行气活血，调经活络。

处方：熟地黄 15g，赤芍 10g，川芎 10g，当归 10g，红花 10g，柴胡 10g，茯苓 10g，白芍 12g，鸡血藤 20g，丹参 15g，小茴香 10g，莪术 10g，川牛膝 10g，泽兰 10g，山药 15g。14 剂，颗粒剂，水冲服，日 1 剂。

三诊（2020 年 4 月 22 日）：LMP 4 月 9 日，行经 4 天，量较前略有增多，PBAC 评分 24 分，色红，伴小血块，腰腹怕凉减轻，倦怠乏力好转，纳可，无脾胃不适。疗效满意，继续予初诊方治疗 3 周，经前改二诊方，连续治疗 3 个月，耳穴压豆及电针治疗同前。

四诊（2020 年 7 月 10 日）：LMP（7 月 5 日），行经 5 天，量明显增多，PBAC 评分 45 分，腰腹怕凉消失。

按语：康佳教授认为月经量少的病机有虚有实。虚者多因精亏血少，冲任血海亏虚，经血乏源；实者或由瘀血内停，或痰湿内生，痰瘀阻滞冲任血海，血行不畅导致月经过少。但本病病程较久，往往虚实夹杂，治疗上也多攻补兼施，盛、通二法同用。

本案患者既往有多次宫腔操作及子宫粘连病史，损伤肾气，肾气亏虚，精血不足，导致肾精亏虚，冲任血海亏虚，经血乏源而月经量少；肾阳不足，血失温煦，则经色暗，质稀；肾虚则腰酸，胞系于肾，肾阳不足，胞失温煦，故腰腹冷；多次宫腔操作可损伤胞宫胞络，日久成瘀，使冲任受阻，血行不畅，亦至月经量少。因此在治疗本患者时，要攻补兼施，在补肾填精的基础上活血化瘀通经络。

方用《刘奉五妇科经验》中四二五合方加活血通络药物。方中以五子衍宗丸补肾气、益精血，以四物汤养血活血，加仙茅、淫羊藿补肾壮阳，合用以达养血益阴、补肾生精之功。鸡血藤和丹参养血活血，入络通络，增加子宫内膜血供。补骨脂苦、辛，温，归肾、脾经，功效补肾壮阳，固精缩尿。《开宝本草》言其"治五劳七伤，风虚冷，骨髓伤败，肾冷精流及妇人血气堕胎"。现代药理研究显示，复方补骨脂冲剂对垂体后叶素引起的小鼠急性心肌缺血有明显保护作用，对由组胺引起的气管收缩有明显的扩张作用，补骨脂酚具有雌激素样作用，能增强阴道角化，增加子宫重量，本药还能促进骨髓造血，增强免疫、内分泌功能，从而具有抗衰老作用。续断味苦、甘、微温，归肝、肾经。功效补肝肾、强腰膝、安胎、通血脉、续筋骨。《滇南本草》言其"补肝，强筋骨，走经络，止经中（筋骨）酸痛，安胎，治妇人白带，生新血，破瘀血，落死胎，止咳嗽咳血，治赤白便浊"。现代药理研究显示，本品能改善局部血液循环，促进骨折愈合，并能改善软骨细胞，推迟骨细胞的退行性病变。二药合用，既能活血通络，破瘀血，生新血，又能提高雌激素水平，促进子宫内膜修复及增生。莪术辛散苦泄温通，既能入血分，又能入气分，既能破血逐瘀，又能行气止痛，活血化瘀能力比较强，是破血消癥的要药，现代药理学研究证明，莪术能抑制血小板聚集，改善微循环，促进动脉血流。小茴香性温，有祛寒暖宫的作用。莪术、赤芍、丹参、小茴香是康佳教授治疗子宫内膜粘连的常用药。山药健脾益气，补后天以护气血生化之源，固护脾胃，另外可补肾填精，一药多用。此方用药巧妙，补先天而顾后天，补肾填精，化瘀通络，攻补兼施，疗效显著。

（五）经间期出血

明代王肯堂在《证治准绳》中引袁了凡先生语："天地生物，必有氤氲之时。万物化生，必有乐育之时。凡妇人一月经行一度，必有一日氤氲之候，于一时辰间气蒸而热，昏而闷，有欲交接不可忍之状，此的候也。"可见在明代以前，已认识到月经周期中有一日是受孕的"的候"，即现今所称之"排卵期"。经间期出血即在氤氲之时，出现周期性的少量阴道出血者。古医籍中对本病无专篇记载，罗元恺主编的《中医妇科学》把这一常见妇科病收入教材中。相当于西医学排卵期出血，若出血量增多，出血期延长，失治误治则常可发展为崩漏。

康佳教授认为，经间期是继经后期，阴分充实，重阴转阳，阳气萌发，氤氲之状骤盛，排卵到来的重要转化期，生理特点表现为带下量多，色白透明，质黏。若此期排出血液，其最主要的原因为阴精不足，重阴不及。在正常情况下经间期重阴必阳，若重阴有所不足，转化就不太顺利，子宫血海的固藏受到一定影响，故排卵的同时见有出血；若阴长至重不及，且又君相之火偏旺，如有心肝郁火，阳气内动，其火益炽，火旺则热迫血行，伤及络脉而血溢，故经间期反复阴道出血；若阴虚日久，耗伤阴津的同时易损及阳气，因此转化时，一方面转化不利，另一方面阳气不足，不能司统藏血液之职，故亦可见此期出血。在阴虚的病变过程中，常有兼夹湿热、血瘀者，更会引起阴阳转化不顺利，导致经间期出血。

经间期出血，如果仅见点滴，1～2天即净，且偶见1～2次于月经周期中间出现且病情较轻者，一般不需要药物治疗，应注意饮食起居的调摄，不宜过食辛辣之品，宜早睡早起，不宜熬夜，以免暗耗阴精，加重病情。若出现时间逐渐延长，出血量多，或出现排卵障碍发展为崩漏者，则应积极治疗。

医案

何某，女，42岁，已婚，自由职业。

初诊日期：2021年2月4日。

主诉：月经干净 1 周后出现阴道不规则出血数天，持续 2 个月。

现病史：患者平素月经规律，5～7/30～35 天，量中。近半年因工作压力大，夜间常失眠多梦近 2 个月，月经干净 1 周出现阴道不规则出血，色红，量少，3～5 天即止，每日 3～5 片护垫即可。LMP 2021 年 1 月 11 日，量色如常，持续 6 天，经行腹痛 1 天，可忍受。于 2021 年 1 月 23 日出现阴道少量出血，色红，5 天血止，伴见腰酸，手足心热。

刻下症：腰酸，手足心热，易怒，失眠多梦，咽干口燥，大便偏干，小便调，舌红少津，脉沉细弦。

既往史：体健，否认内科病病史。

药物过敏史：否认。

婚育史：孕 1 产 1，2012 年自然分娩一子。

辅助检查：当日超声示内膜厚 1.0cm，回声均匀，双侧附件区未见异常。

妇科检查：外阴已婚型，阴道畅，宫颈光滑，子宫后位，正常大小，活动可，无压痛，双侧附件未触及明显异常。

西医诊断：排卵期出血。

中医诊断：经间期出血（阴虚血热证）。

治法：养阴清热，调经止血。

方药：生地黄 12g，地骨皮 12g，玄参 10g，麦冬 12g，熟地黄 12g，阿胶珠 10g，白芍 12g，女贞子 12g，墨旱莲 12g，菟丝子 10g，地榆炭 10g，桑叶 10g，桑椹 10g，远志 10g。于下次月经干净后口服，连服 14 剂，颗粒剂，水冲服，日 1 剂。

耳穴压豆：选取内生殖器、心、脾、皮质下、内分泌、肾、等穴位贴敷压豆王不留行籽，嘱患者每日自行按压以上穴位 3 次，每次每穴按压 30～60 秒。

药膳调理（生地黄鸡汤）：乌鸡 1 只，生地黄 250g，饴糖 150g。乌鸡肉洗净，切块，生地黄洗净，加饴糖、适量食盐一起置瓦锅内，加水适量，文火煮熟，调味服食。能滋补肝肾之阴，清虚热安神。

注意事项：出血期间应适当休息，保证足够的睡眠，避免过度劳累；保持外阴局部清洁，严禁性生活，防止感染；饮食宜清淡且富有营养，忌食油腻、辛辣、燥热的食物；注意调节情绪，保持心情舒畅，加强体质锻炼。

二诊（2021年2月23日）：LMP 2月10日，量色如常，服药后经间期出血未出现，腰酸及手足心热好转，睡眠好转，大便干好转，日1次，小便调，舌红少津，脉沉细弦。继续于月经干净后口服上方14天，巩固治疗。

三诊（2021年5月27日）：连服两个周期中药后，月经如期而至，未见经间期出血发生。已无腰酸及手足心热，纳眠可，二便调，舌质淡红，脉沉细。

按语：本患者长期失眠，暗耗阴精，阴虚日久生内热，当经间期氤氲之时，阳气内动，加之肾阴虚，虚火内生，虚火与阳气相搏，损伤阴络，冲任不固，而发生阴道出血，色红，伴腰酸，手足心热，烦躁多梦。康佳教授认为经间期出血最主要的原因为阴精不足，重阴不及。治疗的重要意义不在于单纯止血，而是循因而治，在经后期尚未出血之时，以预防为主，进入氤氲之时，因势利导，促进重阴转阳的变化。药物以滋养肝肾阴精为主，同时可随症佐以清热止血或化瘀止血之品。

方药以两地汤合二至丸加减。两地汤出自清代《傅青主女科》，方中生地黄、地骨皮、麦冬、白芍、玄参、阿胶珠可滋养肝肾之阴，清郁热；菟丝子温补肾阳，以达"阳中求阴"的目的，另外温补肾阳可因势利导，促进重阴转阳的转化，促进排卵；二至丸由女贞子、墨旱莲组成，能滋养肝肾而凉血止血；地榆炭、桑叶有清热凉血止血之效；桑椹入肝、肾经，既能滋补肝肾，又能生津止渴、润燥滑肠、宁心安神，与远志合用，能养心定志安神。诸药合用，共奏养阴清热，凉血止血安神之功，最终经调血止，效果甚佳。

（六）崩漏

崩漏是月经的周期、经期、经量发生严重失常的病证，是指经血非时暴下不止或淋沥不尽，前者谓之崩中，后者谓之漏下。崩与漏出血情况虽不同，然二者常互相转化，交替出现，且其病因病机基本相同，故合称崩漏。本病属妇科常见病，也是疑难急重病证。西医学的无排卵性异常子宫出血即属于该病范畴。

《素问·阴阳别论》指出："阴虚阳搏谓之崩。"是泛指一切下血势急之妇科血崩证。《金匮要略·妇人妊娠病脉证并治》曰："妇人宿有癥病，经断未及三月，而得漏下不止……其癥不去故也，当下其癥，桂枝茯苓丸主之。"首先提出"漏下"之名。又在《金匮要略·妇人杂病脉证并治》中指出：妇人年五十所，病下利数十日不止，温经汤主之。是冲任虚寒兼瘀热互结导致更年期崩漏的证治。所以说《内经》论崩和《金匮要略》论漏下，为后世研究崩漏奠定了基础。宋代《妇人大全良方》中多处合称崩漏。如"崩漏不止，亦由阴阳衰盛，寒热为邪"。明代方约之在《丹溪心法附余》中提出治崩三法——初用止血以塞其流，中用清热凉血以澄其源，末用补血以还其旧。后世医家继承并发展了三法的内涵，推陈出新，成为治疗崩漏的塞流、澄源、复旧三法。值得推崇的是《景岳全书》对崩漏论述尤为全面和精辟，明确指出：崩漏不止，经乱之甚者也。确立了崩漏属严重的月经病范畴，对病因病机提出"先损脾胃，次及冲任""穷必及肾"。清代《傅青主女科》又提出"止崩之药不可独用，必须于补阴之中行止崩之法"，创制治疗气虚血崩昏暗的"固本止崩汤"和治血瘀致崩的"逐瘀止血汤"，均为后世常用。《医宗金鉴·妇科心法要诀》总括崩漏为"淋沥不断名为漏，忽然大下谓之崩"。《妇科玉尺》较全面地概括了崩漏的病因，"究其源则有六大端，一由火热，二由虚寒，三由劳伤，四由气陷，五由血瘀，六由虚弱"。

历代医家认识并论治崩漏源远流长，全面论述其病因病机，临床复杂多变的证候特点，鉴别诊断和辨证论治及急救法，尤其是提出了很有特色和优势的"治崩三法"，这些学术理论和经验，至今仍有很大的学术价值。

康佳教授认为崩漏发病是"肾－天癸－冲任－胞宫"这一生殖轴出现严重失调引起的。其主要病机是冲任损伤，不能制约经血，使子宫藏泻功能失常。导致崩漏的常见病因病机概括为虚、热、瘀。虚有脾虚、肾虚；热有阴虚血热、阳盛血热、肝郁化热、湿热蕴结；瘀有气滞血瘀、寒凝血瘀、久病入络成瘀、经期产后或金刃损伤而为瘀等。治疗仍以通盛为法，补虚泻实，根据不同年龄阶段的生理特点及月经周期的阴阳转化特点辨证论治、因人施治。康佳教授强调治疗崩漏根据病情不同阶段，灵活应用塞流、澄源、复旧三法，亦可多法同时应用，总之以固护人体气血为要，以急则治其标为原则。

医案1

张某，女，29岁，已婚，职员。

初诊日期：2020年1月10日。

主诉：阴道不规则出血2个多月。

现病史：患者平素月经规律，5/30天，量中，经期伴腰酸。LMP 2019年10月18日，行经5天，11月6日因劳累后出现阴道不规则点滴出血，11月20日至今阴道出血量时多时少，休息后出血量减少，活动后出血增多，多时如月经量，少时日一片护垫即可，色淡红，有少许血块，伴见腰酸，无明显腹痛。

刻下症：头晕，腰酸乏力，纳眠可，大便溏，小便调，舌质淡，苔薄白，脉沉细无力。

既往史：体健，否认内科病病史。

药物过敏史：否认。

婚育史：孕1产1，近半年否认性生活。

辅助检查：性激素（就诊当日）示P 0.48ng/mL，FSH 6.5mIU/mL，LH 4.8mIU/mL，E_2 36pg/mL，T 0.6ng/mL，PRL 11.23ng/mL。盆腔超声（就诊当日）示子宫正常大小，内膜厚0.65cm，余未见明显异常。血常规未见明显异常。

妇科检查：外阴已婚已产型，阴道畅，可见少许暗红色血液，宫颈光滑，子宫前位，正常大小，活动可，无压痛，双侧附件区未触及明显异常。

西医诊断：异常子宫出血。

中医诊断：崩漏（脾肾两虚证）。

治法：补肾健脾，固冲止血。

方药：党参15g，生黄芪30g，山药15g，山萸肉20g，炒白术12g，煅龙骨20g，煅牡蛎20g，海螵蛸20g，棕榈炭15g，五倍子15g，仙鹤草15g，茜草15g，紫草15g。14剂，颗粒剂，水冲服，日1剂。

耳穴压豆：取肾、子宫、内分泌、皮质下等穴位贴敷压豆王不留行籽，嘱其每日自行按压以上穴位3次，每次每穴按压30～60秒。

药膳调理（山药芡实粥）：山药50g，芡实50g，香油、食盐各适量熬制，分2～3次食用。用于脾肾两虚之月经过多或带下量多、便溏乏力等。连服1个月。

二诊（2020年1月24日）：患者诉服药后7天血止，头晕、腰酸乏力好转，大便成形，舌质淡，苔薄白，脉沉细。后续血止期当辨证论治，并结合月经的周期变化特点进行复旧治疗。以补肾健脾为基础进行调周治疗（具体详见月经篇论述）2个月，月经均如期而至，经行6天而止，未再发生阴道出血淋沥不尽。

按语：本病例患者，素体肾虚，故经期常感腰酸。劳累后损伤脾气，脾气虚弱，则冲任不固，血失统摄，故经血暴下或淋沥不尽，乏力、大便溏均为脾虚之症，脾虚及肾，肾气更虚，封藏失司，冲任不固，不能制约经血，故经乱无期，出血量多或淋沥不尽。

康佳教授认为崩漏之病因病机无非气虚、血热、血瘀，这些既可为导致崩漏的独立因素，又能互相影响而致病。或因气虚无力推动血行，血脉滞涩，凝而成瘀；或因血热迫血妄行，血不循经，而成离经之血；或因血热灼伤津液，煎熬血液，使血液黏稠而成瘀；崩漏日久，入络而成瘀。总而言之，瘀血内阻，新血不能归经是崩漏病机的关键。在治疗时，"塞流、澄源、复旧"三法要灵活配合，相须而用，不应拘泥于一法。根据疾病发展的不同阶段，或塞流与澄源同用，或澄源与复旧并举，或单用塞流，后继予澄源、复旧。秉承"留得一分阴血，尚存一分生机"的理论，无论何种方法，止血塞流是"急则治标"的方法，是治疗崩漏的第一步。

方选张锡纯《医学衷中参西录》中的固冲汤加减治疗。方为脾肾气虚、冲任失固所致的妇人血崩之证而设，其益气健脾、补肾固冲之力甚强。方中山药、山萸肉甘酸而温，既能补益肝肾，又能收敛固涩，故重用以为君药。龙骨味甘涩，牡蛎咸涩收敛，合用以收敛元气，固涩滑脱，治女性崩漏，龙骨、牡蛎煅用，收涩之力更强，共助君药固涩滑脱，均为臣药。党参、白术补气健脾，以助健运统摄；黄芪既善补气，又善升举，尤善治流产崩漏，二药合用，令脾气旺而统摄有权，亦为臣药。棕榈炭、五倍子味涩收敛，善收敛止血；海螵蛸、茜草固摄下焦，既能止血，又能化瘀，使血止而无留瘀之弊，以上共为佐药。另外，仙鹤草、茜草、紫草为康佳治疗月经量多、崩漏的常用组药，常在辨证的基础上，同时加入此"三草"，相须为用，急则治其标，既清热凉血止血，又补虚收敛止血，同时又能祛瘀止血而不留瘀，加强塞流止血之功。诸药合用，共奏补肾健脾、固冲摄血之功。

医案2

许某，女，38岁，已婚，外企会计。

初诊日期：2020年1月25日。

主诉：阴道不规则出血50余天。

现病史：患者平素月经规律，5～6/28～30天，量中，色淡，无痛经。患者于外企工作，平时思虑过度，常失眠，诉近期工作量大，自感乏力。LMP 2019年12月2日，量多，色淡，质稀，无腹痛，淋沥出血至今，量时多时少，休息后出血量减少，活动后出血增多。

刻下症：面色萎黄，心悸，困倦乏力，纳差食少，眠差，夜间睡眠2～3小时，且易醒，大便溏，小便调，舌质淡，苔薄白，脉沉细无力。

既往史：体健，否认内科病病史。

药物过敏史：否认。

婚育史：孕2产1，近2个月因出血否认性生活。

辅助检查：性激素（就诊当日）示P 0.22ng/mL，FSH 5.8mIU/mL，LH 6.0mIU/mL，E_2 45pg/mL，PRL 18.3ng/mL。超声（就诊当日）示子宫正常

大小，内膜厚 0.6cm，余未见明显异常。血常规示血红蛋白（HGB）98g/L，余未见明显异常。血 β-HCG<5mIU/mL。

妇科检查：外阴已婚已产型，阴道畅，可见少许淡红色血液，质稀，宫颈光滑，子宫后位，正常大小，活动可，无压痛，双侧附件区未触及明显异常。

西医诊断：功能性子宫出血，轻度贫血。

中医诊断：崩漏（心脾两虚，脾不统血证）。

治法：健脾益气，养心宁神，固冲止血。

方药：党参 15g，炒白术 12g，生黄芪 30g，当归 10g，茯苓 10g，龙眼肉 15g，制远志 10g，炒酸枣仁 20g，生姜 6g，仙鹤草 15g，茜草 15g，紫草 15g，大枣 10g，炙甘草 3g。14 剂，颗粒剂，水冲服，日 1 剂。

耳穴压豆：取肾、子宫、内分泌、皮质下等穴位贴敷压豆王不留行籽，嘱其每日自行按压以上穴位 3 次，每次每穴按压 30～60 秒。

药膳调理（山药芡实粥）：山药 50g，芡实 50g，香油、食盐各适量熬制。分 2～3 次食用。用于脾肾两虚之月经过多或带下量多、便溏乏力等。连服 1 个月。

二诊（2020 年 2 月 10 日）：患者诉服药 5 天后血止，心悸、困倦乏力明显好转，睡眠转佳，夜间眠 5 小时，纳可，大便成形，小便调，舌质淡，苔薄白，脉沉细。HGB 110g/L。血止后治疗原则当固本善后，根据患者体质，按照月经生理周期，以健脾益气为基础，按照月经生理特点，进行调周治疗（具体详见月经篇论述）2 个月。后患者门诊复诊，诉月经如期而至，经行 5～6 天而止，未再发生阴道出血。

按语：本案患者平素思虑过重，且过于劳累，劳伤心脾，气血亏虚而致崩漏。心藏神而主血，脾主思而统血，思虑过度，必致心脾气血暗耗，脾气亏虚则体倦食少，心血不足则见惊悸不寐；脾虚血失统摄，甚至虚而下陷，冲任不固，不能制约经血，发为崩漏；面色萎黄、舌淡、苔薄白、脉沉细均属气血不足之象。上述诸症虽属心脾两虚，但以脾虚为核心，气血亏虚为基础。治宜健脾养心与益气补血兼施。

方以归脾汤加减治疗。归脾汤出自明代薛立斋《校注妇人良方》，方中黄芪甘温，益气补脾；龙眼肉甘平，既补脾气，又养心血以安神，为君药。党参、白术补脾益气，助黄芪益气生血，脾健气旺则统摄有权，血行脉中，崩漏自止；当归补血养心，助龙眼肉养血安神，为臣药。茯神、酸枣仁、远志宁心安神；木香辛香而散，理气醒脾，与大量益气健脾药配伍，补而不滞，滋而不腻，为佐药。方中加入炙甘草补气调中，为佐使药。用生姜、大枣调和脾胃，以资化源。另外，仙鹤草、茜草、紫草为康佳教授治疗月经量多、崩漏的常用组药，常在辨证的基础上，同时加入此"三草"，相须为用，急则治其标，既清热凉血止血，又补虚收敛止血，同时又能祛瘀止血，止血而不留瘀，加强塞流止血之功。全方共奏健脾益气，养心宁神，固冲止血之功。配伍特点：一是心脾同治，重点在脾，使脾旺则气血生化有源，方名归脾，意在于此；二是气血并补，但重在补气，意即气为血之帅，气旺则血生，血足则心有所养；三是补气养血药中佐以木香理气醒脾，补而不滞。

（七）痛经

女性正值经期或经行前后，出现小腹疼痛，或痛引腰骶，甚至剧痛晕厥者，称为痛经，是临床常见病。西医妇产科学将痛经划分为原发性痛经和继发性痛经。原发性痛经是指生殖器官无器质性病变者，占痛经的 90% 以上；由于盆腔器质性疾病如子宫内膜异位症、子宫腺肌病、盆腔炎或宫颈狭窄等所引起的属继发性痛经。这里论述的主要是原发性痛经。

《诸病源候论》首立"月水来腹痛候"，认为"妇人月水来腹痛者，由劳伤血气，以致体虚，受风冷之气客于胞络，损冲任之脉"，为研究痛经的病因病机奠定了理论基础。康佳教授认为，痛经首分虚实：实痛者，多痛于未行之前，经通而痛自减；虚痛者，多痛于经行之后，血去而痛未止，或血去而痛益甚。痛经病位在子宫、冲任，以"不通则痛"或"不荣则痛"为主要病机。实者可由气滞、寒凝、血瘀、湿热瘀阻、痰瘀互结导致子宫气血运行不畅，此为不通则痛；虚者主要由于气血虚弱、肾气亏损致子宫失于濡养，此为不荣则痛。未行经期间，由于冲任气血平和，致病因素尚不足以引起冲任、子宫气血瘀滞或不足，故平时不发生疼痛。经期前后，血海由满盈而溢泻，气血由盛实而骤虚，子宫、冲任气血变化较平时急剧，易受致病因素干扰，导致子宫、冲任气血运行不畅或失于濡养，不通或不荣而痛。

疼痛测量，我们采取视觉模拟评分法（visual analogue scale/score，简称 VAS），该法比较灵敏，有可比性。在纸上面画一条 10cm 的横线，横线的一端为 0，表示无痛；另一端为 10，表示剧痛；中间部分表示不同程度的疼痛。让患者根据自我感觉在横线上画一记号，表示疼痛的程度。轻度疼痛平均值为 2.57±1.04，中度疼痛平均值为 5.18±1.41，重度疼痛平均值为 8.41±1.35。

疼痛评分图					
表情图	☺	☺	☹	☹	☹
分值	0	1～2	3～4	5～6	7～8	9～10
说明	无疼痛	轻微疼痛	轻度疼痛可忍受	中度疼痛影响睡眠	重度疼痛难以忍受	剧痛

医案1

宋某，女，21岁，学生。

初诊日期：2020年9月2日。

主诉：初潮经行腹痛至今。

现病史：患者平素喜食冷饮，月经规律，12岁初潮，5/28～30天，量中，色暗，伴血块，经期伴腰酸腹痛，需口服止痛药。近1个月因学习压力大，饮食不规律，倦怠乏力。LMP 2020年9月2日，晨起月经来潮，目前月经量少，色暗，腰腹冷痛，VAS评分6分。

刻下症：情绪紧张，恶心，无呕吐，手足凉，腰腹冷痛，眠可，经行便溏，小便调，舌质淡，苔薄白，脉细弦滑。

既往史：体健，否认内科病病史。

药物过敏史：否认。

婚育史：未婚。

辅助检查：腹部超声示子宫正常大小，内膜厚 0.85cm，余未见明显异常。

西医诊断：原发性痛经。

中医诊断：痛经（寒凝血瘀证）。

治法：温经散寒，化瘀止痛。

方药：生黄芪 25g，人参 6g，熟地黄 12g，当归 12g，川芎 12g，白芍 30g，炙甘草 10g，五灵脂 10g，生蒲黄 10g，乌药 10g，延胡索 20g，吴茱萸 3g，小茴香 10g，桂枝 12g，九香虫 10g。7 剂，颗粒剂，水冲服，日 1 剂。

耳穴压豆：取肾、子宫、内分泌、皮质下等穴位贴敷压豆王不留行籽，嘱其每日自行按压以上穴位 3 次，每次每穴按压 30 ～ 60 秒。

体针：毫针刺入合谷、内关、血海、三阴交、归来、地机等穴，留针 20 分钟。

艾条灸：艾条灸神阙穴 30 分钟，每日 1 次，连续 3 日。

中药穴位贴敷：丁香、肉桂、细辛、延胡索、川芎、红花各等份研末，醋调成药糊后直接贴压于神阙，外覆医用胶布固定，24 小时后去除，3 天 1 次。

二诊（2020 年 9 月 9 日）：患者经过治疗痛经明显好转，手足温，腰腹冷痛好转，VAS 评分 2 分，倦怠乏力好转，嘱其下次月经经前 1 周开始口服上方 14 天，连服 2 个周期。

按语：此病例为原发性痛经寒凝血瘀证患者，平素喜食冷饮，寒克冲任，与血相搏，而成瘀血阻于胞络，经期血海应由满盈而泻溢，子宫、冲任气血变化急剧，而瘀血可导致子宫、冲任气血运行不畅，不通则痛，瘀血不去，新血不生，进而血虚不荣则痛。

方药予少腹逐瘀汤合圣愈汤加减，养血活血，温经散寒，祛瘀止痛。少腹逐瘀汤出自《医林改错》，主治少腹寒凝血瘀证，少腹瘀血积块，或经期腰酸，小腹胀，具有活血祛瘀、温经止痛的功效。圣愈汤出自《医宗金鉴·妇科心法要诀》，方由人参、黄芪加四物汤组成。人参、黄芪补脾益气，四物汤中熟地黄、白芍均为阴柔补血之品（血中血药），与辛香的当归、川芎（血中气药）相配，动静结合，补血而不滞血，活血而不伤血。气充血沛，子宫、冲任复其濡养，自无疼痛之患。九香虫为康佳教授温阳散寒止痛的常用药。

医案 2

修某，女，48 岁，已婚，职员。

初诊日期：2021 年 7 月 8 日。

主诉：经期腹痛 1 年余。

现病史：患者平素月经规律，12 岁初潮，5 ～ 6/25 ～ 28 天，量中，色暗，质稠，伴血块，经期伴腰骶、腹部胀痛，需口服止痛药，VAS 评分 7 分。LMP 2020 年 6 月 18 日。

刻下症：易怒，乳房胀痛，易口腔溃疡，手足凉，腰骶、腹部胀痛，眠多梦，大便干，2 日一次，小便调，舌质暗红，苔薄黄，脉弦滑。

既往史：体健，否认内科病病史。

药物过敏史：否认。

婚育史：已婚，孕 2 产 1。

辅助检查：当日盆腔示子宫大小正常，肌层回声不均，于左侧壁肌层可见一低回声结节，大小约 2.0cm×1.5cm，内膜厚 1.05cm，回声欠均，余未见明显异常。

妇科检查：外阴已婚已产型，阴道畅，带下色黄，质稠，宫颈中度糜烂，子宫前位，正常大小，活动可，无压痛，双侧附件区未触及明显异常。

西医诊断：原发性痛经，子宫平滑肌瘤。

中医诊断：痛经，癥瘕（气滞血瘀，痰瘀互结证）。

治法：疏肝解郁，化痰散瘀止痛。

方药：茯苓 12g，牡丹皮 10g，醋莪术 10g，蝉蜕 6g，鬼箭羽 12g，浙贝母 10g，姜黄 10g，熟大黄 8g，僵蚕 10g，橘核 10g，郁金 10g，柴胡 10g，白芍 15g, 赤芍 12g, 生白术 10g, 当归 10g, 甘草 3g。14 剂, 水煎服, 日 1 剂。

耳穴压豆: 取肾、子宫、内分泌、皮质下等穴位贴敷压豆王不留行籽, 嘱其每日自行按压 3 次, 每次每穴按压 30～60 秒。

体针: 毫针泻法, 针刺三阴交、中极、太冲、阳陵泉、丰隆等穴, 留针 20 分钟, 每周 1 次。

艾条灸: 艾条灸神阙穴 30 分钟, 每周 2 次。

中药穴位贴敷: 丁香、肉桂、细辛、延胡索、川芎、红花各等份研末, 醋调成药糊后直接贴压于神阙, 外覆医用胶布固定, 24 小时后去除, 每 3 天 1 次。

二诊（2021 年 7 月 22 日）: 患者 2021 年 7 月 15 日月经来潮, 经治疗痛经明显缓解, VAS 评分 3 分, 量中, 行经 6 天, 色红, 血块减少。口腔溃疡未再发生, 情绪好转, 经前乳房胀痛减轻, 手足温, 眠转好, 大便成形, 日一行, 小便调, 舌质暗红, 苔薄, 脉弦滑。效不更方, 继续治疗。

按语: 本案为气滞血瘀、痰瘀互结之痛经。患者平素性情急躁易怒, 气机运行不畅, 气滞血瘀, 瘀血内阻, 肝郁克脾土, 脾胃运化功能失调, 水湿内停, 湿聚成痰, 日久痰瘀互结, 或结为包块, 形成癥瘕, 阻于胞宫, 更加阻碍气机的运行, 当经期血海应由满盈而泻溢, 子宫、冲任气血变化急剧之时, 冲任气血运行不畅, 不通则痛。患者口腔溃疡, 眠多梦, 手足凉, 腰骶、腹部胀痛, 大便干皆为肝郁化火、痰瘀阻于下焦之症。康佳教授认为当今社会, 职场人员工作繁忙, 压力大, 情志紧张, 饮食不节, 久之肝郁化火, 内热郁里, 因此肝郁化火内热是当今社会人的体质特点。

方用加味逍遥散合升降散加减。加味逍遥散又称丹栀逍遥散, 出自《内科摘要》, 有清热疏肝解郁之功效。方中柴胡长于疏肝理气, 舒展少阳三焦气机, 得薄荷辛凉宣发相助, 调气作用增强; 焦栀子清肝经气分之热, 牡丹皮清肝经血分之热, 与柴胡、薄荷相伍, 有清热疏肝之功效; 配当归养血活血者, 补肝之体, 行血之滞也; 配白术健脾者, 补脾之虚, 防肝之侮也; 配茯苓渗湿者, 利水行津, 乃借此导湿下行也; 配芍药、甘草柔肝缓急者, 借此舒缓经脉，协助柴胡、薄荷调理肝之疏泄也。升降散出自《伤寒温疫条辨》，其中白僵蚕、蝉蜕意不在强责其汗，乃透邪气于外，引清气上达之意；姜黄、大黄意不在强通其便，乃凉降郁热，引浊阴下行之意。取辛以开郁，用凉以清热，旨和其阴阳，调其升降。考虑蝉蜕与薄荷、郁金与栀子有异曲同工之妙，因此，留蝉蜕，去牡丹皮、栀子，增加化瘀作用。醋莪术破瘀消癥，鬼箭羽、浙贝母化瘀软坚散结。全方合用，气行、血畅、热清、痰除、瘀散，则诸症消矣。

二、妊娠病

（一）妊娠恶阻

妊娠早期出现恶心呕吐，头晕倦怠，甚至食入即吐者，称为"恶阻"，亦称"子病""病儿""阻病"。正如《胎产心法》云："恶阻者，谓有胎气，恶心阻其饮食也。"若妊娠早期仅有恶心择食，头晕，或晨起偶有呕吐者，为早孕反应，不属病态，一般3个月后逐渐消失。

隋代巢元方《诸病源候论》首次提出恶阻病名。《景岳全书》指出："凡恶阻多由脾虚气滞。然亦有素本不虚，而忽受妊娠，则冲任上壅，气不下行，故致呕逆等证。"清代《傅青主女科》则认为"肝血太燥""肝急则火动而逆也""故于平肝补血之中，加以健脾开胃之品……宜用顺肝益气汤"。对恶阻的病因及治疗增添了新意。

康佳教授认为恶阻的发生，主要是冲气上逆，胃失和降所致。常见的原因为脾胃虚弱，肝胃不和，并可继发气阴两虚的恶阻重症。

医案

肖某，女，34岁，已婚，自由职业。

初诊日期：2020年5月21日。

主诉：停经40天，恶心呕吐，加重3天。

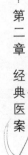

第二章 经典医案

现病史：患者既往月经正常，12 岁初潮，5 ～ 6/30 天，量、色正常。LMP 2020 年 4 月 12 日，5 月 16 日自测尿 HCG 阳性。1 周前出现恶心，近 3 天加重，食后呕吐，偶有小腹隐痛，无阴道出血。

刻下症：恶心，呕吐，食后即吐，反酸，腰酸，偶有腹痛，眠差，大便干，小便色黄，舌红，苔薄黄，脉滑数。

既往史：体健，否认内科病病史。

药物过敏史：青霉素（皮试阳性）。

婚育史：婚后 12 年，孕 3 产 1，2009 年剖宫产一子，体健，2 次人工流产史，末次 2018 年。

妇科检查：患者拒绝检查。

辅助检查：当日超声示子宫增大，宫内可见一妊娠囊，大小约 1.2cm×1.0cm×1.0cm，可见卵黄囊，未见胎心搏动。血 β-HCG 13599mIU/mL，P 20.00pg/mL，E$_2$ 323.00pg/mL。尿酮体（2+）。

西医诊断：妊娠剧吐。

中医诊断：妊娠恶阻（肝胃不和，脾肾两虚证）。

治法：疏肝和胃，降逆止呕。

方药：太子参 15g，生白术 10g，陈皮 10g，姜半夏 10g，竹茹 12g，紫苏梗 10g，生姜 3g，黄芩 10g，菟丝子 15g，川断 12g，桑寄生 15g，阿胶 10g，桑椹 15g。14 剂，颗粒剂，水冲服，日 1 剂。

耳穴压豆：耳穴选用肝、脾、肾、神门、内分泌等穴位贴敷压豆王不留行籽，嘱其每日自行按压 3 次，每次每穴按压 30 ～ 60 秒。

药膳（竹茹粥）：取 30g 竹茹煎水取汁，与 50g 粳米一同煮粥，凉后食用。

注意事项：妊娠呕吐患者饮食宜清淡易消化，避免油炸、生冷、膏粱厚味及辛辣动火之品。进食可不拘于时，少食多餐，避免过饱伤胃。

精神调摄：给予心理调摄，解除孕妇对妊娠的各种恐惧、忧虑、紧张心理。告知妊娠反应为正常生理反应，无须过分忧虑。一般妊娠呕吐症状在孕 3

个月后逐渐消失，仅少数患者会持续整个妊娠期。家属及社会应给予患者充分的关怀、体贴、安慰、鼓励，帮助其度过妊娠呕吐反应时期。

二诊（2020年6月5日）：患者诉偶有恶心，无呕吐及反酸，腰酸、腹痛消失，眠可，大便调，小便正常，舌红，苔薄白，脉滑数。查尿酮体阴性，超声提示宫内孕8周余，可见胎心搏动。停口服中药，继续予药膳竹茹粥，合理饮食。

按语：妊娠恶阻的发病机制为冲气上逆，胃失和降，病位主要在胃，与脾、肝、肾有关。而肝胃不和型妊娠恶阻患者平素多烦躁易怒，郁怒伤肝，肝郁化热，孕后月经停闭，阴血下聚冲任养胎，肝血虚，冲脉气盛，冲气、肝火上逆犯胃，胃失和降，以致恶心呕吐。肝胆相表里，冲气夹肝火犯胃，胆热亦随之溢，故口酸口苦；呕则伤气，吐则伤阴，呕吐日久伤津，故口干、便干。《孕育玄机》指出："若呕恶不止，全不进食，其胎或有不能安者。"妊娠病需时时顾护胎元，以安胎为要。康佳教授认为脾与胃相表里，脾虚则胃亦虚，肝为肾之子，肾虚则肝气急，胃虚则不降，肝急则火动，故有食入则吐，泛恶吞酸。

全方以寿胎丸为基础固肾安胎。姜半夏、陈皮、紫苏梗等和中降逆，为临床经验用药，黄芩、竹茹合用有清肝热、安中、安胎之功，太子参补气生津，白术健脾益气，而生白术有润肠作用，因此太子参、生白术及桑椹合用，共奏补肾滋阴、清热生津润肠之功，使得行中有补。本方补脾肾以固本，调和肝胃以安中，治病安胎并举。具有清肝和胃，降逆止呕之功效。康佳教授在治疗的同时巧妙结合其他疗法，尤其是竹茹粥，口感好，易制作，适用于妊娠早期呕吐酸水或苦水，伴胸满胁痛，头晕目眩，心烦易怒，口干苦，喜冷饮，便结尿赤等表现者。

（二）胎动不安

妊娠期间，出现小腹疼痛下坠，或伴轻微腰酸，或伴少量出血者称胎动不安，为妊娠早期最常见的疾病之一，多发生在妊娠12周以前，属胎动而未损阴，为流产之先兆，相当于西医学的先兆流产。如安胎及时，治疗恰当，腰腹疼痛消失，阴道出血停止，妊娠可能继续，胎尚可安。胎动不安之名，最早见于《诸病源候论》。《景岳全书》首先提出了动态观察"腹痛、下血、腰酸、下坠"胎动不安四大症状的轻重变化，以预测胚胎存活与否，决定安胎还是下胎，提出了妊娠病"治病与安胎并举"和"下胎"两大治则。晚清医家张锡纯创制的寿胎丸更是"从肾论治"胎动不安的典范。

医案

程某，女，39岁，已婚，职员。

初诊日期：2020年7月30日。

主诉：停经27天，阴道少量出血伴腰酸腹痛7天。

现病史：患者既往月经规律，7/22～28天，量多。LMP 2020年7月10日，量色如常。7月24日患者无明显诱因出现阴道少量出血，伴下腹隐痛、腰酸，7月25日就诊于某医院，查β-HCG 27.35mIU/mL，患者自行口服地屈孕酮片10mg，每天3次，戊酸雌二醇2mg，每天2次治疗。7月29日于我院复查P 20.92ng/mL，β-HCG 460.07mIU/mL，E_2 264pg/mL。

刻下症：阴道出血量较前增多，色暗红，下腹隐痛，腰酸，疲倦乏力，纳寐正常，大便日1～3次，不成形，小便调。舌淡红，边有齿痕，苔薄白，脉细滑略缓。

既往史：2018年11月于某医院诊断为抑郁症，目前口服草酸艾司西酞普兰片10mg，每天1次，孕后已停药。否认其他内科病病史。否认药物过敏史。孕4产0，2006年药物流产不全行清宫术，2012年孕7周胎停育，行清宫术，2014年人工流产术，2018年孕8周胎停育行第2次清宫术。现开放避孕3个月。

妇科检查：患者拒绝检查。

西医诊断：先兆流产。

中医诊断：胎动不安（脾肾两虚证）。

治法：固肾健脾安胎。

方药：菟丝子 20g，桑寄生 20g，阿胶 10g，续断 15g，党参 15g，炒白术 15g，山药 15g，生黄芪 20g，伏龙肝 15g。14 剂，颗粒剂，水冲服，日1 剂。

黄体酮软胶囊 0.2g，每晚 1 次，口服，连服 14 天。

药膳（莲子萸肉糯米粥）：莲子肉 60g，山萸肉 15g，糯米适量。洗净后同放锅中加水，用文火煮熟后即可。

二诊（2020 年 8 月 10 日）：患者阴道出血较前减少，腰腹疼痛缓解，大便成形。复查 P 32.72ng/mL，β-HCG 28037mIU/mL，E_2 678pg/mL。

按语：《女科经纶》中记载："女之肾脉系于胎，是母之真气，子之所赖也。"康佳教授认为胎动不安的病机以肾虚为主，或患者素禀肾气不足，或房劳多产，屡孕屡堕，或久病及肾，或孕后房事不节，损伤肾气，冲任不固，胎失所系以致胎元不固。临证或兼脾气虚，或肾虚内热，或肾虚兼气血两虚，或肾虚兼血瘀等，治法以固肾安胎为基础，方用寿胎丸加减。

本患者既往屡孕屡堕，伤及肾气，冲任不固，胎失所系以致胎元不固，因而腰酸、腹痛，固摄不利，血不循经则见阴道出血。脾胃虚弱，运化无力，水谷夹杂而下，则大便不成形；舌淡红，边有齿痕，苔薄白，脉细滑略缓，均为脾肾两虚之候。

正如《邯郸遗稿》所云："胎茎之系于脾，犹钟之系于梁也，若栋柱不固，栋梁必挠，所以安胎先固两肾，使肾中和暖始脾有生气。"口服中药以固肾健脾安胎为法。

方用寿胎丸加减，方中菟丝子补肾益精，固摄冲任，肾旺自能荫胎，故重用菟丝子为君，桑寄生、续断补益肝肾为臣，阿胶补血安胎为佐使。四药合用，共奏补肾养血、固摄安胎之效。加生黄芪、炒白术、党参、山药益气健脾，是以后天养先天，生化气血以化精，先后天同补，加强安胎之功。患者阴道少量出血，康佳教授于原方基础上加伏龙肝以温中止血，伏龙肝性温，能温煦中焦，收摄脾气而止血，为温经止血之要药。《名医别录》云："主妇人漏中。"《本草汇言》谓："伏龙肝，温脾渗湿，性燥而平，气温而和，味甘而敛，以藏为用者也。故善主血失所藏。"现代药理研究显示，伏龙肝有缩短凝血时间，抑制纤维蛋白溶解酶及增加血小板第三因子活性等作用，故用药后止血效果好。

（三）滑胎

凡堕胎或小产连续发生 3 次或以上者，称为"滑胎"，亦称"数堕胎""屡孕屡堕"。西医学称为复发性自然流产（recurrent spontaneous abortion，RSA）。自然流产是指在孕 20 周之前、胎儿体重不足 500g 的妊娠物自然丢失。RSA 是女性与同一性伴侣发生连续 3 次或 3 次以上在妊娠 20 周之前的胎儿丢失。RSA 病因复杂，治愈率低，诊治费用高，对于期盼成为父母的 RSA 夫妇来说是个家庭悲剧，对于生殖专科和妇产科医生来说是一个巨大的挑战。

流产是妊娠最常见的并发症。在所有可能妊娠中大约有 50% 会发生流产，在临床上确诊妊娠的孕妇中，自然流产的发病率为 15%～20%，其中 1%～5% 会发生 RSA。事实上从生育效能角度来说人类是低效的。受精卵形成后仅有 30%～50% 最终完成活产。从受精卵形成到胚胎着床有近 1/3 会发生自然流产，从着床到孕 6 周的胚胎中又有 25% 左右可能流产；孕 6 周以后发生流产的概率为 12%～20%，其中绝大部分发生在孕 6～12 周，仅有 1%～2% 的自然流产发生在孕 12 周以后。

RSA 的发病原因非常复杂，既可能是单一因素导致流产，也可能是混杂的多因素导致流产。主要有遗传因素、生殖道解剖结构因素、内分泌因素、感染因素、血栓性疾病因素、免疫因素及男性因素等，其他还有环境因素、精神因素、药物因素、营养因素及不明原因的 RSA。近 30 余年来，RSA 的诊断与治疗技术有了飞跃式发展。研究发现至少 40% 的 RSA 患者病因不明，不明原因自然流产的 80% 以上都与免疫因素有关。

《景岳全书·妇人规》始对滑胎的病因病机及辨证施治进行了较为全面的论述，指出"凡妊娠数见堕胎者，必以气脉亏损而然，而亏损之由，有禀质之素弱者，有年力之衰残者，有忧怒劳苦而困其精力者，有色欲不慎而盗损其生气者。此外如跌仆、饮食之类皆能伤其气脉，气脉有伤而胎可无恙者，非先天之最完固者不能，而常人则未之有也"。并且指出"屡见小产、堕胎者，多在三个月及五月、七月之间，而下次之堕必如期复然"的滑胎现象，同时提出胎热、肝肾亏虚、肝脾不和可导致滑胎。治疗方面重点强调"预培其损"的原则，创制胎元饮、泰山磐石散治疗此疾。康佳教授认为滑胎的主要影响因素无外母体因素和胚胎因素两个方面，母体因素多为冲任损伤，胚胎因素多为胎元不健。若母体肾气健壮，气血充实，冲任通盛，则胎固母安；反之若母体先天肾虚或脾肾不足、气血虚弱均可导致胎元不固而致滑胎。而胎元不健，又多因父母先天之精气亏虚，两精虽能相合，然先天禀赋不足，致使胚胎损伤或不能成形，或成形易损，故而发生屡孕屡堕。正所谓"男精壮女经调，有子之道也"。

肾虚贯穿滑胎的始终，是主要病因，当然临床需抓住主要脉证，给予辨证论治，重点是预防为主，强调防重于治、预培其损的重要性，做到早期预防、早期治疗，消除引起堕胎、小产的因素。对已孕女性应积极保胎治疗，治疗时间一般需超过既往堕胎小产时间的 2 周。

医案

杨某，女，38 岁，已婚，公务员。

初诊日期：2015 年 3 月 25 日。

主诉：结婚 12 年，反复流产 5 次。

现病史：患者既往月经规律，5～6/28 天，近 2 年经量较前减少 1/3。自 2012 年以来未避孕，无任何诱因，发生反复自然流产（包括生化妊娠 2 次）5 次，曾于外院行流产相关检查，包括盆腔超声、性激素六项、甲状腺激素、免疫因素、丈夫精液常规检查等均未见异常。2015 年 2 月 7 日孕 4 周余自然流产。LMP 2015 年 3 月 15 日，行经 5 天，量较前减少 1/3，色淡，有少许血块，轻度痛经，腰酸。为求中医治疗，就诊于我院。

刻下症：畏寒，腰酸，乏力肢倦，纳差，眠可，大便时有不成形，小便调，带下色白，质稀，舌质淡暗，边有齿痕，苔薄白，脉沉细，尺脉尤甚。

既往史：体健，否认内科病病史。

药物过敏史：否认。

婚育史：孕 6 产 0，2009 年人工流产 1 次，2012 年至今反复自然流产 5 次，其中包括两次生化妊娠，均未行清宫术。

辅助检查：就诊当日超声示子宫正常大小，内膜厚 0.6cm，左卵巢可见一大小约 1.3cm×1.0cm 的无回声区。性激素（2015 年 1 月 10 日，月经第 2 天）示 P 0.48ng/mL，FSH 10.5mIU/mL，LH 4.8mIU/mL，E_2 36pg/mL，T 0.6ng/mL，PRL 11.23ng/mL。D– 二聚体 265ng/mL。

妇科检查：外阴已婚未产型，阴道畅，少许白带，无异味，宫颈光滑，宫体后位，正常大小，无压痛，双侧附件区未触及明显异常。

西医诊断：复发性自然流产。

中医诊断：滑胎（脾肾两虚，气血不足证）。

治法：补肾健脾，益气养血。

方药：熟地黄 15g，白芍 10g，川芎 6g，覆盆子 10g，菟丝子 15g，五味子 10g，车前子 10g，枸杞子 15g，山萸肉 10g，仙茅 10g，淫羊藿 10g，党参 15g，炒白术 15g，山药 15g，鸡血藤 20g，丹参 15g，郁金 10g，合欢花 10g。14 剂，颗粒剂，水冲服，日 1 剂。

耳穴压豆：耳穴选用肝、脾、肾、神门、内分泌等穴位贴敷压豆王不留行籽，嘱其每日自行按压 3 次，每次每穴按压 30 ~ 60 秒。

药膳（双耳益肾羹）：银耳 6g，猪脑（或牛脑、羊脑）1 个，黑木耳 6g，香菇 6g，鹌鹑蛋 3 个，何首乌汁 2 茶匙。将黑木耳、香菇水发后切丝，水发银耳切碎，猪脑洗净去筋，蒸熟切粒。将上述各原料放入开水锅内煮熟，再放入去壳的鹌鹑蛋和何首乌汁，调好口味，加入稀淀粉勾芡成羹。

注意事项：嘱患者避孕 3 个月，口服中药调理 3 个月后可再次妊娠，合理饮食，加强营养，进食易消化食物；合理安排作息，早睡早起，避免劳累；给予心理护理，解除对再次妊娠的各种恐惧、忧虑、紧张心理。家属及社会

给予充分的关怀、体贴、安慰、鼓励，帮助患者。询问病史得知其丈夫已 42
岁，建议至我院男科调理以期强壮其精。

二诊（2015 年 4 月 10 日）：患者自觉腰酸、乏力、肢倦好转，畏寒减
轻，食欲增加，眠可，大便成形，小便调，舌质淡暗，边有齿痕，苔薄白，
脉沉细。因患者月经将至，予四物汤合小柴胡汤合二仙汤加减口服 10 天，以
疏肝健脾，温经调畅气血，达到经前调气，经期调肾，注重气血疏泄的目的。

三诊（2015 年 4 月 20 日）：LMP 4 月 12 日，行经 6 天，量较前稍增加，
色红，血块无，痛经已无。诸症均有好转，继续口服一诊方 3 周。再改服二
诊方，如此反复治疗 3 个月，同时辅以药膳治疗。

四诊～八诊：略。

九诊（2015 年 7 月 15 日）：LMP 6 月 11 日，行经 6 天，量色如常。今
日查 P 19.72ng/mL，β–HCG 1037mIU/mL，E_2 175pg/mL。

刻下症：腰酸，小腹偶有不适，无明显腹痛及阴道出血，纳眠可，二便
调，舌诊淡，苔薄白，脉沉细。本着预防为主的原则，应当早期预防，早期
治疗，遂收入院予保胎治疗。

方药：阿胶珠 15g，菟丝子 20g，桑寄生 20g，川续断 10g，山药 15g，
党参 15g，炒白术 15g，白芍 20g，炙甘草 6g，合欢花 10g。7 剂，颗粒剂，
每日 1 剂。

黄体酮软胶囊 0.2g，每晚 1 次，口服。黄体酮注射液 20mg，肌内注射，
每日 1 次。

孕 8 周时，患者偶有腰酸，无腹痛及阴道出血，恶心，无呕吐。超声可见
胎芽及原始心管搏动。血 P 28.9ng/mL，β–HCG 162037mIU/mL，E_2 715pg/mL。
患者住院保胎成功，出院后继续口服滋肾育胎丸至 12 周，每天 3 次，每
次 5g。

3 月 20 日电话报喜，剖宫产一子，体重 3.5kg，体健。

按语：康佳教授认为滑胎的病因无外母体因素和胚胎因素两个方面。研
究显示，自然流产发生的危险随着妊娠丢失次数的增加而增加，连续自然流

产 3 次后，再次妊娠流产复发率高达 50% ~ 70%；自然流产的危险随年龄增长而升高，与胚胎染色体异常的概率增加，或与子宫和卵巢功能的减退有关。一项大规模的欧洲多中心研究也将丈夫的高年龄视为流产风险因素，在女方年龄≥35 岁、男方年龄≥40 岁的夫妇中流产风险最高。此患者 38 岁，丈夫 42 岁，夫妻双方年龄均为自然流产的高风险期，双方均处精气亏虚之年，两精虽能相合，然先天禀赋不足，致使胎元不健，胚胎损伤或不能成形，或成形易损，故而屡孕屡堕，因此提倡夫妻双方共同调理，以强壮胎元；患者屡孕屡堕，损伤肾气，耗伤气血，且脾虚运化不利，气血生化乏源，导致脾肾两虚，气血不足，诸多因素导致冲任损伤，胎元不固而致滑胎。

滑胎的治疗重点是预防，强调防重于治、预培其损的重要性。方用《刘奉五妇科经验》中四二五合方加减补肾健脾，益气养血以培其损。方中以五子衍宗丸补肾气、益精血，以四物汤养血活血，加入仙茅、淫羊藿补肾壮阳，合用有养血益阴，补肾生精之功。患者屡孕屡堕、人工流产术均可损伤胞宫胞络，日久成瘀，患者查 D-二聚体升高亦为血瘀阻络的客观指标，因此予鸡血藤和丹参活血通络，增加子宫内膜血供，提高子宫内膜容受性，从而提高受孕率，降低流产的发生率。加入党参、炒白术、山药健脾益气，补后天以护气血生化之源。久病成郁，尤其是不孕症和 RSA 的患者，情绪低落或焦虑，影响气血运行，气滞血瘀，加重病情，故方中加入郁金、合欢花以疏肝解郁。此方用药巧妙，补先天而顾后天，兼以疏肝，补而不滞。

孕后应做到早期预防、早期治疗，消除引起堕胎、小产的因素。对已孕女性应积极保胎治疗，治疗时间一般需超过既往堕胎小产时间的 2 周以上。患者脾肾两虚，孕后予寿胎丸加党参、炒白术、山药以健脾益气，固肾安胎，芍药甘草汤以酸甘柔肝，缓急止痛，合欢花安五脏，和心志，缓解患者的紧张情绪。

（四）妊娠身痒

妊娠期间，孕妇出现与妊娠有关的皮肤瘙痒症状，称妊娠身痒。相当于西医学的妊娠合并荨麻疹、妊娠肝内胆汁淤积症等引起的全身瘙痒。

痒是一种自觉症状，中医辨证有虚证、实证、虚实夹杂证，是由风、湿、热、虫邪客于肌肤，气血不和，或血虚生风化燥，肌肤失于濡养所致。《素问·至真要大论》曰："诸痛痒疮，皆属于心。"此处的心为热，李中梓云："热轻则痒，热重则痛。"妊娠身痒与妊娠特殊生理有密切关系，康佳教授认为，妊娠期间，阴血下聚养胎，阴虚血热，化燥生风，风胜则痒至。故治疗以滋阴清热、养血祛风止痒为主。

医案

曹某，女，34岁，已婚，职员。

初诊日期：2020年5月14日。

主诉：孕7个月，身痒出疹半月余。

现病史：现怀孕7个月，平素喜食辛辣刺激之物，近半个月全身皮疹伴瘙痒明显，腹部为著，夜间加重。曾于外院检查血清胆汁酸示38μmol/L，考虑诊断为妊娠期肝内胆汁淤积症，建议口服中药治疗，遂就诊于我院。

刻下症：神情痛苦，周身瘙痒，腹部抓痕明显，口干喜饮，夜寐差，大便干，小便色黄，舌红，苔黄腻，脉滑数。

既往史：体健，否认内科病病史。

药物过敏史：否认。

婚育史：结婚3年，孕0。

体格检查：神清，全身散在小丘疹，伴抓痕。

辅助检查：2020年5月10日检查血清胆汁酸38μmol/L。

西医诊断：妊娠期肝内胆汁淤积症。

中医诊断：妊娠身痒（阴虚血热，血燥生风证）。

治法：养阴清热，养血祛风止痒。

方药：北沙参12g，玄参10g，生地黄12g，当归12g，黄柏10g，黄芩10g，莲子心5g，防风12g，淡竹叶10g，车前子15g，酸枣仁12g，白鲜皮10g，生甘草6g。7剂，颗粒剂，水冲服，日1剂。

二诊（2020年5月21日）：用药1周后，痒疹缓解，胃不适，呃逆，二便调，睡眠好转，口干喜饮，舌淡红，苔白，脉弦滑，原方基础上加清半夏12g，旋覆花12g，以降逆和胃。

三诊（2020年5月28日）：全身痒疹明显缓解，但觉头晕乏力、身热，二便调，睡眠改善，舌尖红，苔白，脉弦滑。前方加生黄芪10g，阿胶珠10g，太子参12g，以益气养血安胎善后。

按语：本患者属于西医妊娠肝内胆汁淤积症，其发病原因目前尚不清楚，可能与女性激素、遗传及环境等因素有关。治疗以缓解瘙痒症状、改善肝功能、降低血胆汁酸水平、延长孕周、改善妊娠结局为目标。中医认为妊娠身痒多因阴血不足，血燥生风，营卫不调所致。治疗以滋阴养血、疏风清热、调和营卫、润燥止痒、除烦安胎为主。

患者妊娠7个月，阴血下聚养胎，肌肤失养，加之喜食辛辣，热邪内生，生风化燥而致妊娠数月后皮肤瘙痒难忍。其余症状均为阴虚生热、心火偏旺之症。康佳教授拟此方，取《外科正宗》消风散之意，随证加减，以养阴清热、养血祛风止痒。方中重用北沙参养阴润肺清热，取肺主皮毛之意；玄参、生地黄滋阴清热凉血，防风疏风止痒；黄芩、黄柏、莲子心清热解毒，凉血清心；酸枣仁养心安神；当归活血养血，所谓"治风先治血，血行风自灭"；淡竹叶、车前子性寒清降，善导热邪从小便而出；白鲜皮凉血止痒；生甘草可抗过敏止痒，并调和诸药。全方滋阴清热，养血祛风，故痒止。

三、产后病

产妇在产褥期内发生与分娩或产褥有关的疾病，称为"产后病"。常见的产后病有产后血晕、产后痉病、产后发热、产后小便不通、产后小便淋痛、后腹痛、产后身痛、产后恶露不绝、产后汗症、缺乳、产后乳汁自出、产后抑郁、产后血劳等。

产后病的病因病机可归纳为四个方面，分别为亡血伤津，元气受损，瘀血内阻，外感六淫或饮食房劳所伤。产后元气、津血俱伤，腠理疏松，所谓"产后百节空虚"，生活调摄失宜导致气血不调，营卫失和，脏腑功能失常，冲任损伤而变生产后诸疾。由此可见，由产后亡血伤津、元气受损、瘀血内阻所形成的多虚多瘀的病机特点，是产后病发生的基础和内因。

产后病的治疗原则：应根据亡血伤津、元气受损、瘀血内阻、多虚多瘀的特点，本着"勿拘于产后，亦勿忘于产后"的原则，结合病情进行辨证论治。在辨证论治之前做好"三审"，即先审小腹痛与不痛，以辨有无恶露停滞；次审大便通与不通，以验津液的盛衰；再审乳汁的行与不行和饮食多少，以察胃气的强弱。治疗遵循补虚不滞邪、攻邪不伤正的原则，勿犯虚虚实实之戒。同时应注意产后用药"三禁"，即禁大汗以防亡阳，禁峻下以防亡阴，禁通利小便以防亡津液。

产后病的调护：居室宜寒温适宜，空气流通，阳光充足，不宜关门闭户；衣着宜温凉合适，以防外感风寒或中暑；饮食宜清淡，富含营养且易于消化，不宜过食生冷辛辣和肥腻煎炒之品，以免内伤脾胃；宜劳逸结合，以免耗气伤血；心情宜轻松舒畅，不宜悲恐抑郁太过，以防情志伤人；产后百日内，不宜交合，勿为房室所伤；尤宜保持外阴清洁卫生，以防病邪乘虚侵入。

（一）产后恶露不绝

产后血性恶露持续 10 天以上，仍淋沥不尽者，称产后恶露不绝。相当于西医学产后子宫复旧不全。子宫在胎盘娩出后逐渐恢复至未孕前状态的过程称为子宫复旧，一般需 6～8 周时间。而血性恶露一般持续 3～4 天，若血性恶露持续时间延长至 7～10 天，为产后子宫复旧不全最突出的症状。

本病证《金匮要略·妇人产后病脉证治》中称为恶露不尽。清代《胎产心法》又指出"产后恶露不止……由于产时损其气血，虚损不足，不能收摄，或恶血不尽，则好血难安，相并而下，日久不止"。康佳教授总结古人观点，结合产后多瘀多虚及产前宜凉、产后宜温的特点，认为产后恶露不绝可责之气虚血瘀，另外伤阴可生内热，热迫血行而出血不止，因此，血热也是致病因素。治疗应补而不滞、化瘀清热而不伤正，以保护人体阴血为主，血留则气存，正气存内则邪不可干。

医案

潘某，女，37岁，已婚，教师。

初诊日期：2021年9月23日。

主诉：产后54天，阴道出血淋沥不断。

现病史：患者早孕期，曾因"先兆流产"于我院口服中药及地屈孕酮片保胎治疗。54天前足月顺产一女婴，产时子宫收缩乏力，阴道出血500mL，产后阴道出血10天，色红，此后阴道少许出血，至今淋沥不断，色淡。现母乳喂养，乳汁少，质稀。

刻下症：腰酸，小腹凉，阴道少许流血，色暗，畏风，手足关节疼痛，倦怠乏力，纳可，睡眠差，大便溏，小便调，舌淡红，苔薄白，脉沉细。

既往史：体健，否认内科病病史。

药物过敏史：否认。

婚育史：孕3产2，2次均为自然分娩。

妇科检查：外阴已婚已产型，阴道畅，可见少许血性分泌物，宫颈光滑，子宫后位，偏大，质中，无压痛，活动可，双侧附件区未触及明显异常。

辅助检查：当日超声示子宫大小约6.8cm×5.4cm×4.4cm，内膜回声不均，厚约0.8cm，宫腔内可见液性暗区，深约0.5cm，双附件区未见异常。

西医诊断：产后子宫复旧不全。

中医诊断：产后恶露不绝（血虚寒凝，瘀血阻滞证）。

治法：益气养血，温经祛瘀。

方药：人参10g，生黄芪20g，当归5g，川芎8g，炮姜炭10g，炙甘草10g，丹参10g，鸡血藤12g，丝瓜络12g，秦艽12g，防风10g，首乌藤10g，炒酸枣仁20g，山药15g。7剂，颗粒剂，水冲服，日1剂。

药膳：①归芪鲤鱼汤：大鲤鱼1条，当归15g，黄芪50g。熬汤口服，可治疗气血虚弱之乳汁不行及产后恶露不绝。②当归羊肉羹：羊肉500g，当归、黄芪、党参各 25g，做成汤羹口服。可治疗产后气血虚弱诸证。

　　按语：康佳教授认为本病例为分娩时失血耗气，气虚下陷，冲任不固，不能摄血，以致恶露不绝。产后出血，胞脉更加空虚，寒邪乘虚入胞，血为寒凝而成瘀，瘀阻冲任，新血难安，不得归经，以致恶露不净。血虚，血不养心，心神失养，且血虚阴不维阳，阳气浮越而致失眠。腰酸腹凉、畏风、手足关节疼痛均为外感寒邪的表现，倦怠乏力及脉沉细为气虚的表现。

　　治以当归补血汤合生化汤加减。当归补血汤出自《内外伤辨惑论》，所治病证多由血虚气弱，阳气浮越所致，治疗以补气生血为主。方中重用黄芪，其用量五倍于当归，用意有二：一是滋阴补血，固里不及，阳气外亡，故重用黄芪补气而专固肌表；二是有形之血不能速生，无形之气应当急固，有形之血生于无形之气，补气生血，故黄芪用量倍于当归（黄芪与当归用量为5：1），故用黄芪大补脾肺之气，以资化源，使气旺血生。配以少量当归养血和营，则浮阳秘敛，阳生阴长，气旺血生。人参归心、肺经，有大补元气、补脾益肺、生津安神的作用，为治疗虚劳内伤的第一要药，凡是大出血、大汗、大吐、大泻导致的元气损伤，单用本品有效。另外本品健运脾气，可助生化之源，为补脾第一要药，凡脾气虚弱导致的乏力、食欲不振等，与山药合用，有健脾益气之功，又有补肾之效。生化汤出自《傅青主女科》，由当归、川芎、桃仁、干姜、甘草等组成，原书黄酒、童便各半煎服，现用水煎服或酌加黄酒同煎。功能养血祛瘀、温经止痛，主治血虚寒凝、瘀血阻滞证，产后恶露不行，小腹冷痛。全方配伍精当，寓生新于化瘀之内，使瘀血化，新血生，故名生化。因患者以血虚为主，且脾气虚，大便溏，故不用破血化瘀、润燥滑肠的桃仁。加入鸡血藤、丹参等养血化瘀之品，更为温和，丝瓜络、秦艽、防风能入络祛风，散寒止痛，丝瓜络配伍补气养血之品，能治疗气血虚弱之产后乳少。首乌藤又名夜交藤，性味甘、平，归心、肝经，具有养心安神，祛风通络的功效，与炒酸枣仁合用可以用于阴血虚少之失眠多梦，心神不宁，与鸡血藤、丹参、当归、川芎等同用，可治疗血虚身痛，风寒痹痛等。诸药合用，以补气摄血、养血为主，兼以化瘀止血，佐以温经止痛，一药多用，补而不滞，气血生、瘀血去、风寒散而诸症除。

（二）产后身痛

产妇在产褥期内，出现肢体或关节酸楚、疼痛、麻木、重着者，称为产后身痛，俗称产后风。

对本病的论述，最早见于唐代《经效产宝·产后中风方论》，指出其因为"产伤动血气，风邪乘之"所致，并列方治。明代《校注妇人良方·产后遍身疼痛方论》提出了"血瘀滞"与"血虚"之不同，并指出：血瘀者宜补而散之，血虚者宜补而养之。清代《医宗金鉴·妇科心法要诀》概括本病病因主要有血虚、外感与血瘀。康佳教授根据产后多虚多瘀的特点，认为本病的病机主要是产后营血亏虚，筋脉失养或风寒湿邪乘虚而入，稽留关节、经络所致。治疗此病以"产后宜温宜补"为总原则，以养血为主，稍加化瘀通经络之药。

医案 1

宋某，女，36 岁，已婚，职员。

初诊日期：2020 年 7 月 8 日。

主诉：产后 3 个月，腰背疼痛 1 个月。

现病史：患者 3 个月前足月顺产一男婴，产时胎膜剥离不全，行刮宫术，产后中度贫血，血性恶露 12 天干净，乳汁不多，质地清稀。月经未复潮。近 1 个月天气炎热，时常开空调降温，穿衣盖被较薄。之后逐渐感腰背酸痛，伴手部、下肢关节疼痛，遇冷及阴雨天加重，为求中医治疗到我院就诊。刻下症：畏寒怕风，面色无华，神疲乏力，纳呆食少，大便不成形。舌淡胖边有齿痕，苔薄白，脉细缓。

既往史：体健，否认内科病病史。

药物过敏史：否认。

婚育史：结婚 7 年，孕 2 产 2，2 次顺产史。

妇科检查：外阴已婚已产型，阴道畅，宫颈光滑，子宫后位，正常大小，活动可，双侧附件区未触及明显异常。

白带常规：未见异常。

西医诊断：产后身痛。

中医诊断：产后身痛（气血虚弱，风寒束表证）。

治法：补益气血，调和营卫，祛风散寒止痛。

方药：炙黄芪30g，当归10g，桂枝10g，白芍12g，大枣10g，炙甘草6g，生姜6g，党参15g，枸杞子12g，川芎12g，路路通12g，桑寄生15g，续断12g，秦艽12g，防己12g，防风12g。7剂，颗粒剂，水冲服，日1剂。

二诊（2020年7月15日）：服药后身痛恶寒较前减轻，纳可，大便成形，效不更方，上方继服14剂。

三诊（2020年7月29日）：服药后腰背疼痛改善明显，上方去秦艽、防己，继服2周，巩固疗效。

按语：《沈氏女科辑要》记载"此证多血虚，宜滋养，或有风寒湿三气杂至之痹，以养血为主，稍参宣络，不可峻投风药"。患者素体脾胃虚弱，气血不足，产时、产后又耗伤气血，致使筋脉肌肉失于濡养而身痛；加之产后失于调摄，正气亏虚，风寒之邪外侵，营卫不和，故见腰背关节冷痛，畏寒怕风；其余症状均为气血虚弱，寒邪束表，营卫不调所致。

康佳教授用桂枝汤合当归补血汤灵活加味治疗获效。当归补血汤为李东垣所创的益气补血方剂，多用于治劳倦内伤、气血虚弱证。桂枝汤源于《伤寒论》，解肌发表，调和营卫。方中加党参、枸杞子助黄芪补气固表，益气生血；秦艽、防己、防风散寒祛风，胜湿止痛；川芎、路路通养血活血，行滞止痛；桑寄生、续断补肾壮腰。诸药合用补益气血，调和营卫，散寒祛风止痛。

医案2

孙某，女，37岁，已婚，职员。

初诊日期：2019年4月2日。

主诉：产后汗多、周身酸痛3个月。

现病史：患者 2018 年 11 月剖宫产 1 子，现产后 4 个月余，未哺乳。产后 1 个月转经，4/35 天，量偏少，色淡。LMP 2019 年 3 月 26 日。

刻下症：动则乏力，多汗，腰酸，周身酸痛，畏寒，手足凉，心烦，纳可，眠差，入睡困难，多梦，大便调，夜尿 2 次。舌淡，苔薄白，脉沉弱。

既往史：体健，否认内科病病史。

药物过敏史：否认。

婚育史：孕 2 产 1，剖宫产。

妇科检查：外阴已婚型，阴道畅，宫颈光滑，子宫后位，正常大小，活动可，双侧附件区未触及明显异常。白带常规未见异常。

西医诊断：产后身痛。

中医诊断：产后身痛，产后自汗（气血虚弱，营卫不和证）。

治法：补益气血，调和营卫。

方药：人参 10g，炙黄芪 12g，当归 12g，丹参 10g，鸡血藤 12g，艾叶炭 10g，白芍 12g，桂枝 6g，小茴香 6g，锁阳 10g，首乌藤 12g，制远志 12g，柏子仁 15g，金樱子 10g，续断 10g，桑寄生 12g，甘草 3g。14 剂，颗粒剂，水冲服，日 1 剂。

二诊（2019 年 4 月 16 日）：服药后身痛恶寒较前减轻，乏力汗出好转，眠转佳，纳可，大便成形，效不更方，上方继服 14 剂。

按语：产妇由于分娩时耗气伤血，故产后病以气血两虚证为多见。清代程国彭《医学心悟》云："产后遍身疼痛，良由生产时百节开张，血脉空虚，不能荣养，或败血乘虚而注于经络，皆令作痛。"每当正气不足，又受邪气侵袭，稍有不慎则易导致疾病。《产孕集》曰："盖产后气虚血少，经络空乏，肢体懈怠，腠理开张，皮毛不实，营卫不固，血道易虚，气道易滞，故致疾之易。"康佳教授治疗产后相关疾病，根据疾病的传变与转归，邪正盛衰，以调理气血为基础，辨证论治，随症加减治疗，灵活运用。

本患者主要症状有二：一为产后自汗，二为产后腰背酸痛。关于产后自汗，《妇人大全良方》云："虚汗不止者，由阴气虚而阳气加之，里虚表实，阳气独发于外，故汗出也。血为阴，产则伤血，是为阴气虚也；气为阳，其气实者，阳加于阴，故令汗出。而阴气虚弱不复者，则汗出不止也。凡产后血气皆虚，故多汗也，因之遇风则变为痉。纵不成痉，则虚乏短气，身体柴瘦，唇口干燥，久则经水断绝，由津液竭故也。"《金匮要略·妇人产后病脉证治》云："产后喜汗出者，亡阴血虚，阳气独盛，故当汗出。"本患者素体气血不足，产后气血亏虚更甚，阴气亏虚，阳气浮越于外，故而动则乏力多汗。汗为心之液，汗血同源，心血空虚，血不养心，则见心烦眠差。气血不能荣于四肢则手足凉。

南北朝陈延之的《小品方》将产后身痛称为"产后中柔风"，曰："产后中柔风，举体疼痛，自汗出。"宋代陈自明《妇人大全良方》云："肾主腰脚。产后腰痛者，为女人肾位系于胞，产则劳伤肾气，损动胞络，虚未平复而风冷客之，冷气乘腰，故令腰痛也。"产后气血虚弱，虚损未复，风寒湿之邪乘虚入侵机体，使气血凝滞，败血瘀阻，即"不通则痛"；或因经络失养、肾脏亏虚，即"不荣则痛"。患者高龄生产，分娩时伤动肾气，腰为肾之府，足跟为肾经所过，经血不足，失于濡养，时值冬日，背部受寒，气血凝滞，涩而不通，故见腰背酸痛。

康佳教授治疗产后自汗，兼有腰背酸痛者，常用人参、黄芪、当归调补气血。人参大补元气，补脾益肺，使有形之血生于无形之气。脾为后天之本，气血生化之源，以黄芪补脾肺之气，又助生血，使阳生阴长，气旺则血生。当归甘辛而温，养血和营，使阴血渐充，浮阳秘敛。桂枝、白芍合用，邪正兼顾，散中有收，使营卫和谐，腠理复固。《妇人大全良方》曰："产后百节开张，血脉流散，遇气弱则经络、分肉之间血多流滞；累日不散，则骨节不利，筋脉急引，故腰背不能转侧，手足不能动摇，身热头痛也。"认为产后气虚可导致血行不畅而成瘀，从而不通则痛。应用丹参配伍鸡血藤，补血与活血兼顾，补血不留瘀，活血不伤正。锁阳、续断、桑寄生补肝肾、强筋骨，柏子仁、远志、首乌藤宁心安神。肾与膀胱相表里，肾虚则精滑，时从小便出，故夜尿频。金樱子气温味酸涩，入三经而收敛虚脱之气。小茴香、艾叶炭入脾、肝、肾经，散寒止痛。

（三）产后缺乳

产后哺乳期内，产妇乳汁甚少或全无者，称缺乳，又称产后乳汁不行。唐代《备急千金要方》列出 21 首下乳方，其中包括猪蹄、鲫鱼等食疗方。宋代陈无择《三因极一病证方论》分虚实论缺乳，言："产妇有两种乳脉不行，有气血盛而壅闭不行者，有血少气弱，涩而不行者，虚当补之，盛当疏之。"这对后世研究缺乳颇有启迪。清代《傅青主女科》论治缺乳着眼于"气血"，虚则补之，实则疏之，"阳明之气血自通，而乳亦通矣"。

康佳教授认为缺乳的主要病机为乳汁生化不足或乳络不畅。而乳汁为气血所化生，因此与气血相关，常见病因有气血虚弱、肝郁气滞、痰阻乳络。治疗仍遵循盛、通二法，虚则补之，实则通之。

医案 1

于某，女，33 岁，已婚，职员。

初诊日期：2020 年 5 月 7 日。

主诉：产后 3 个月乳汁少。

现病史：患者 3 个月前足月顺产一男婴，产时子宫收缩乏力，出血 600mL，产后恶露 20 天干净，月经未恢复。产后乳汁量少，质地清稀。现混合喂养。

刻下症：乳汁清稀，乳房柔软，无胀感；面色少华，倦怠乏力，神疲食少，大便干，3 日一行；舌质淡，苔薄白，脉细弱。

既往史：既往亚临床甲状腺功能减退病史，目前未口服药物，2 周前查甲状腺功能未见异常。

药物过敏史：否认。

婚育史：结婚 2 年，孕 1 产 1，2020 年 2 月自然分娩 1 子，体健。

妇科检查：双侧乳房柔软，无肿块、胀痛，按压乳头可挤出少许淡白色乳汁。外阴已婚已产型，阴道畅，宫颈光，子宫前位，正常大小，活动可，双侧附件区未触及明显异常。白带常规未见异常。

西医诊断：产后乳汁过少。

中医诊断：产后缺乳（气血虚弱证）。

治法：补气养血，佐以通乳。

方药：人参10g，炙黄芪25g，当归15g，麦冬12g，黄精10g，桔梗10g，通草12g，漏芦10g，火麻仁15g，郁李仁12g。7剂，颗粒剂，水冲服，日1剂。

药膳：未服药物期间，可以生黄芪30g、当归15g、通草15g炖猪蹄，喝汤吃猪蹄。

注意事项：嘱其保持心情舒畅及充足的睡眠时间，有足够的营养和水分的摄入，指导产妇正确哺乳，让婴儿勤吸吮。

二诊（2020年7月30日）：患者家属代诉服药后觉乳胀，偶觉疼痛，乳汁较前稍增多，食欲较前增强，进食量较前增多，于前方基础上加丝瓜络12g以理气通络，行气止痛。

三诊（2020年8月14日）：患者口服2周中药后乳汁较前明显增多，心情舒畅，饮食睡眠佳。

按语：本病患与傅青主所提及的气血两虚所致的缺乳相符，其中"无气则乳无以化，无血则乳无以生"的理论仍是指导临床对虚证缺乳的病机分析要点。气血虚弱，乳汁化源不足，无乳可下，故乳少或全无，乳汁清稀；乳汁不充，乳腺空虚，故乳房柔软，无胀感；气虚血少，不能上荣头面四肢，故面色少华，倦怠乏力；阳气不振，脾虚失运，故神疲食少。舌质淡，苔薄白，脉细弱，均为气血虚弱之症。

康佳教授选《傅青主女科》的通乳丹加减治疗。通乳丹是治疗产后气血两虚，乳汁不下的主方，且临床应用产乳效果显著。方中人参、黄芪补气；当归、麦冬养血滋阴增液；桔梗、通草、漏芦理气通络。全方共奏补气养血、通经下乳之功。加入黄精，其味甘平，具有补气滋阴、健脾滋肾的作用，既可健脾益气，又能生津养血，与当归、麦冬合用有增液行舟之效。患者大便干，于原方中加火麻仁、郁李仁以润肠通便，兼有滋养补虚的作用。未服药期间以药膳猪蹄汤补血滋养通乳。

医案 2

孙某，女，38 岁，已婚，职员。

初诊日期：2021 年 9 月 13 日。

主诉：产后乳少。

现病史：患者 2021 年 8 月 21 日足月顺产一男婴，恶露 10 天净。产后乳汁量少，质地清稀，乳胀痛，无结块，现混合喂养。

刻下症：乳房胀痛，乳汁清稀少；焦虑易怒，倦怠乏力，神疲食少，眠差，大便干，2 日一行。舌质淡暗，苔薄白，脉弦细。

既往史：体健，否认内科病病史。

药物过敏史：否认。

婚育史：孕 2 产 1。

查体：双侧乳房胀，无明显肿块，胀痛，按压乳头可挤出少许淡白色乳汁。

西医诊断：产后乳汁过少。

中医诊断：产后缺乳（肝郁气滞，气血虚弱证）。

治法：疏肝解郁，通络下乳。

方药：炙黄芪 25g，白芍 12g，当归 15g，生地黄 10g，川芎 8g，首乌藤 12g，柴胡 10g，路路通 12g，漏芦 12g，桔梗 10g，皂角刺 12g，醋穿山甲 5g，柏子仁 15g，炙甘草 6g。14 剂，水煎服，日 1 剂。

药膳（猪蹄佛手粥）：猪蹄 1 ～ 2 只，佛手 12g，通草 3 ～ 5g，漏芦 10 ～ 15g，粳米 100g，葱白 2 茎。熬粥口服，用于肝郁气滞型产后缺乳。

注意事项：嘱其保持心情舒畅及充足的睡眠时间，有足够的营养和水分的摄入，指导产妇正确哺乳，让婴儿勤吸吮。

二诊（2021 年 9 月 27 日）：患者服药 2 周后，乳汁较前增多，质稠，乳白色，乳胀明显好转，眠佳，二便调，嘱其继续当前药膳治疗 1 个月。

按语：本案为肝郁气滞之产后缺乳。本产妇产后情志不遂，抑郁焦虑，肝失条达，气机不畅，乳汁运行不畅，故无乳；又肝郁抑制脾土的运化功能，脾胃为气血生化之源，气血不足，乳汁为血所化，故乳少，清稀。康佳教授认为治疗应通补兼施，气机畅通，脾胃健运，气血充足，则乳汁生化有源。

方中以柴胡、当归、白芍养血柔肝以疏肝；当归、白芍、生地黄、川芎为四物汤之意，补血活血养血，且生地黄能滋阴润肠通便；桔梗、路路通理气通络；漏芦、穿山甲、皂角刺通络下乳；首乌藤、柏子仁养血通络安神；甘草调和脾胃。全方疏肝理气，补血养血，通络行乳。

（四）产后回乳

若产妇不欲哺乳，或乳母体质虚弱不宜授乳，或已到断乳之时，可予断乳。若不断乳，任其自退，往往可致断乳不全，月经失调，甚者数年后仍有溢乳或继发不孕。务必用药尽快退乳。《景岳全书·妇人规》云："妇人乳汁，乃冲任气血所化，故下则为经，上则为乳。"若欲回乳，必得通经，使冲任气血下注胞宫，充盈血海。

医案

陈某，女，35岁，已婚，销售。

初诊日期：2020年10月20日。

主诉：产后1年，要求回乳。

现病史：患者2019年10月8日足月顺产一女婴，恶露10天净。产后乳汁量中，母乳喂养1年，产后至今月经来潮2次，间隔2个月。LMP 2020年9月6日，量少，色暗，经行4天即净。现产假已满，即将恢复工作，计划回乳，自行回乳1周，无效，就诊于我院。

刻下症：乳房胀满，可触及乳汁淤积之包块，无红肿及压痛，纳可，眠佳，二便调，舌质淡暗，苔薄白，脉弦略滑。

既往史：体健，否认内科病病史。

药物过敏史：否认。

婚育史：孕 1 产 1。

查体：双侧乳房胀满，可触及乳汁淤积之包块，无红肿热痛，轻压痛，按压乳头可挤出乳白色乳汁。

西医诊断：回乳。

中医诊断：回乳（肝郁气滞，瘀血阻络证）。

治法：消食导滞，活血通经。

方药：红花 10g，赤芍 10g，当归尾 10g，泽兰 10g，川牛膝 10g，炒麦芽 30g，青皮 10g，蒲公英 15g，白芷 10g，天花粉 10g，皂角刺 12g。14 剂，水煎服，日 1 剂。

代茶饮：炒麦芽 200g，蝉蜕 5g，代茶饮。

外治：芒硝 120g～250g 装于布袋中，排空乳汁后，敷于乳部（暴露乳头），扎紧，待湿后更换。

注意事项：断乳时不能挤乳或用吸乳器吸乳，这样会刺激泌乳。另外要注意预防乳痈的发生。

二诊（2020 年 11 月 4 日）：服药 2 周后乳汁逐渐减少，乳房柔软，无胀满疼痛，无结块。服药期间月经于 10 月 25 日来潮一次，行经 4 天，量中等，色淡，无血块。

按语：《医宗金鉴·妇科心法要诀》曰："若食少乳多，欲回其乳者，宜免怀散，即红花、归尾、赤芍、牛膝也。若无儿食乳，欲断乳者，用麦芽炒熟，熬汤作茶饮之。其治法是消食导滞，活血通经。""免怀散"出自清代武之望的《济阴纲目》，由当归尾、红花、赤芍、川牛膝组成，原是一张有效的回乳方剂，主治产后乳汁暴涌不止，食少，欲回其乳者。

康佳教授强调，此处麦芽为生麦芽或炒麦芽，而非焦麦芽。麦芽行气消食，健脾开胃，回乳消胀。用于食积不消，脘腹胀痛，脾虚食少，乳汁淤积，乳房胀痛，女性断乳，肝郁胁痛，肝胃气痛。生麦芽健脾和胃，疏肝行气。用于脾虚食少，乳汁淤积。炒麦芽行气消食回乳，用于食积不消，女性断乳。焦麦芽消食化滞。用于食积不消，脘腹胀痛。生麦芽或炒麦芽为君药，不仅有回乳之功，另有疏肝理气之效；当归、赤芍、红花、泽兰活血通经，为臣药，川牛膝不仅活血通经，且能引血下行，使气血不得上逆化为乳汁，而下注冲任胞宫为经血，为佐使药。青皮疏肝行气，助麦芽行气消食回乳。白芷、天花粉、皂角刺软坚散结、消肿排脓；蒲公英性寒，味苦，有较好的清热解毒、消肿散结之功。四药合用预防乳汁淤积，化瘀成脓发生急性乳腺炎。

四、妇科杂病

（一）不孕症

不孕症是指女性未避孕且有规律性生活至少12个月而未得到临床妊娠。本病分为原发和继发两类。既往从未有过妊娠史，未避孕而从未妊娠者称为原发性不孕；曾有过妊娠史，而后未避孕连续12个月未再妊娠者，称为继发性不孕。规律性生活是指每2～3天1次性生活，临床妊娠包括异位妊娠在内，能够通过超声观察到妊娠囊存在的妊娠过程。不孕症可以是一个独立性的疾病，但更多是由其他疾病导致的结果、并发症或后遗症。目前认为，不孕症病因有女方因素、男方因素或不明原因等。

而导致女性不孕的因素很多，其中以盆腔因素和排卵障碍居多，各占40%左右。

1. 盆腔因素

（1）**输卵管因素**：输卵管有运送精子、捡拾卵子及将受精卵及时运送到宫腔的功能。任何导致输卵管阻塞的因素，都可导致精卵不能结合而致不孕。常见于输卵管异常，慢性输卵管炎症引起伞端闭锁，或输卵管黏膜受损使之完全闭塞或积水等。

（2）**盆腔、输卵管结构和功能被破坏**：如盆腔粘连、盆腔炎性疾病后遗症、子宫内膜异位症、各种输卵管手术等均可引起盆腔组织局部或广泛的疏

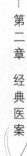

松或致密粘连。

（3）**子宫因素**：子宫内膜炎症、结核、息肉、宫腔粘连、子宫黏膜下肌瘤或子宫内膜分泌反应不良等影响受精卵着床。

（4）**子宫内膜异位症**：引起不孕的原因及发病机制尚不完全清楚，可能由盆腔和子宫腔免疫机制紊乱导致排卵、输卵管功能、受精、黄体生成和子宫内膜容受性等多个环节对妊娠产生影响。

（5）**生殖道发育畸形**：包括子宫畸形、先天输卵管发育异常、阴道畸形等。

（6）**宫颈黏液量和性状异常**：常见雌激素不足或宫颈管感染、宫颈息肉、宫颈口过小等均可影响精子穿过而致不孕。

2. 排卵障碍

排卵障碍主要表现为无排卵或黄体功能不足。常见于先天性性腺发育不良，低促性腺激素性性腺功能不良，下丘脑－垂体－卵巢轴的功能失调引起无排卵性月经、闭经、多囊卵巢综合征、卵巢早衰和卵巢功能减退、高催乳素血症、未破卵泡黄素化综合征、卵巢子宫内膜异位症、希恩综合征、功能性卵巢肿瘤等，全身性疾病如重度营养不良、甲状腺功能异常等。

《周易·系辞》指出："男女媾精，万物化生。"最早阐述了孕育的基本原理。两千多年前，《黄帝内经》就对女性生长、发育、生殖、衰老的生命周期有明确的论述。《素问·上古天真论》指出："女子七岁，肾气盛，齿更发长；二七而天癸至，任脉通，太冲脉盛，月事以时下，故有子……七七任脉虚，太冲脉衰少，天癸竭，地道不通，故形坏而无子也。"这是中医妇科理论与实践的重要理论渊源。

对于不孕症的记载，最早见于《周易·九五爻辞》，言"妇三岁不孕"，并有"妇孕不育"的记载。当时把"三年"（三岁）作为判断不孕的时间界限。《黄帝内经》有"妇女不孕"之病名。唐代《备急千金要方》把从未怀孕者，称为"全不产"；曾经孕育而后不能再怀孕者，称为"断绪"。女性不孕的主要病机是脏腑功能失常，冲任气血失调，胞宫不能摄精成孕。《素问·骨空论》首先提出不孕的病机是督脉为病，曰："督脉者……此生病……其女性不孕。"《诸病源候论》则阐述了"月水不利无子""月水不通无子""子脏冷无子""带下无子"及"结积无子"等。《医宗金鉴》曰："女性不孕之故，由伤其任冲也。"

康佳教授认为不孕症病因复杂，须综合考虑夫妇双方因素，如排卵障碍、输卵管与盆腔因素、子宫因素、男性少弱精等不同情况，在诊治过程中，须辨病与辨证结合，制定个体化的治疗方案。首先判断不孕因素是男方因素、女方因素还是双方因素，分而治之。针对女方因素，辨病当先，需要借助西医的检测手段，如超声、宫腔镜、输卵管造影、激素检测等，其次四诊合参，审脏腑、冲任、胞宫之病位；辨气血、寒热、虚实之变化；还要辨病理产物之痰湿、瘀血的不同。她认为，肾气盛，天癸至，冲任二脉通盛，胞宫定期藏泻，两精适时相搏，则摄精成孕。若肾虚、肝郁、痰湿、血瘀等因素影响肾－天癸－冲任－胞宫生殖轴的正常运行，则导致不孕。女性不孕症的治疗须结合月经周期的阴阳气血变化，采用中医周期治法，因势利导，调经助孕。还可以配合针灸、药膳和情志疏导等多种方法，提高疗效。对于高龄、病情复杂者，可配合现代辅助生殖技术，提高妊娠率。

医案 1

颜某，女，32 岁，已婚，职员。

初诊日期：2020 年 3 月 30 日。

主诉：未避孕未孕伴月经量少 4 年余。

现病史：患者既往月经正常，14 岁初潮，5 ～ 6/30 ～ 32 天，量、色正常。近 4 年月经量逐渐减少，2 ～ 3/28 天，LMP 2020 年 3 月 27 日，行经 3 天，量较前减少 2/3，色红，伴血块，经前乳胀伴焦虑，经期小腹胀痛。目前婚后 7 年，3 年未避孕未孕。

刻下症：焦虑，易怒，纳可，眠差，入睡困难，大便偏干，小便调，舌质红，少津，脉弦细。

既往史：体健，否认内科病病史。

药物过敏史：否认。

婚育史：婚后 7 年，3 年多未避孕未孕。孕 0 产 0。

妇科检查：外阴已婚未产型，阴道畅，宫颈光滑，子宫前位，正常大小，活动可，无压痛，双侧附件区未触及明显异常。白带常规未见异常。

辅助检查：当日超声示子宫 4.8cm×4.2cm×3.9cm，内膜厚 0.38cm，左卵巢 2.9cm×2.5cm，其内可见较大无回声区（1.2cm×0.9cm）。右卵巢 2.8cm×2.5cm。激素五项（月经第 3 天）示 FSH 5.83mIU/mL，LH 6.78mIU/mL，P 15pg/mL，E_2 23.0pg/mL，PRL 16.8μg/mL。PBAC 评分 20 分。

西医诊断：原发性不孕症（子宫内膜容受性低下）。

中医诊断：不孕症，月经过少（肾虚肝郁血瘀证）。

治法：补肾填精，疏肝活血化瘀。

方药：菟丝子 12g，女贞子 12g，覆盆子 12g，沙苑子 12g，补骨脂 10g，骨碎补 12g，熟地黄 15g，黄精 12g，阿胶 12g，郁金 10g，丹参 15g，月季花 10g，合欢花 10g，甘草 3g。颗粒剂，水冲服，14 剂，日 1 剂。

电针八髎穴：患者俯卧位，取准八髎穴，常规消毒后，用 25mm×40mm 毫针刺入 1.5 寸深，当患者得气后（即出现腰骶部有酸、麻、胀感时），用脉冲针灸治疗仪的电极针导联线连接夹持针柄，选择疏密波，慢慢调至最适宜的刺激强度，治疗 20 分钟。月经干净后开始治疗，每周 2 次，经期暂停治疗，连续治疗 3 个月。

耳穴压豆：耳穴选用肝、脾、肾、神门、内分泌、下丘脑、子宫、卵巢等穴贴敷王不留行籽，嘱其每日自行按压 3 次，每穴每次按压 30 ~ 60 秒。

如上方法，连续治疗 3 个月后，月经于 2020 年 6 月 25 日来潮，行经 4 天，量较前明显增加，色红，经前乳胀消失。PBAC 评分 40 分。

2020 年 8 月 8 日复诊，停经 36 天，偶有小腹隐痛，无阴道出血，查血 β-HCG 978.0mIU/mL，P 28.6ng/mL。予中药寿胎丸加减口服。8 月 25 日复诊，腹痛消失，超声提示宫内孕 7 周 +2 天，可见原始心管搏动。

按语：子宫内膜薄可引起子宫内膜容受性低下，属于中医"月经过少"的范畴。康佳教授临证多年，认为妇科疾病的特点，不外乎肝肾、血气、冲任之亏损，肝郁、瘀血等为患。因此对于月经过少的辨证常以肾虚肝郁血瘀为主，治疗也常以盛、通为重点。

其自拟方中熟地黄性温，归肝肾经，具补血滋阴、填精益髓之功，《医学启源》言"其用有五：益肾水真阴一也，和产后气血二也，去脐腹急痛三也，养阴退阳四也，壮水之源五也"；阿胶性平，归肝、肺、肾经，为血肉有情之品，具有补血、止血、滋阴、润燥之功；黄精性平，归脾、肺、肾经，功能养阴润肺，补脾益气，滋阴填精，《本草从新》言黄精"平补气血而润"，《滇南本草》称黄精"补虚填精"；女贞子性凉，归肝、肾经，功能滋补肝肾之阴，所谓"壮水之主，以制阳光"，《本草纲目》说："女贞实乃上品无毒妙品。"此四味为补肾填精之品，共为君药。沙苑子性温，归肝、肾经，功能补肾固精，益肝明目；菟丝子性温，归肝、肾、脾经，具有温补肾阳，养肝明目，固精安胎之功，为平补肝、肾、脾三经之良药；覆盆子性微温，归肝、肾经，功能补肝益肾，固精缩尿，《本草玄通》称覆盆子"强肾而无燥湿之偏，固精而无疑凝之害，金玉之品"；补骨脂归肾、脾经，性温，功能补肾助阳，纳气平喘，温脾止泻；骨碎补性温，归肝、肾经，功能补肾强骨，活血止痛，《本草便读》称其"入肾不虚"，《本草经疏》称其"能不使瘀结者留滞，不使流动者妄行"，有补肾化瘀之功，共为臣药。在诸多填补肝肾之阴精的药物中加入覆盆子、补骨脂、骨碎补，兼补肾阳，补而不滞，精血充足，得阳以动，则精血下注胞宫，经水来潮；月季花性温，归肝经，功能活血调经，疏肝解郁；合欢花性平，归心、脾经，功能安神解郁，理气开胃，活血止痛，《饮片新参》说："合欢花，和心志，开胃，理气解郁，治不眠"；郁金归肝、心、胆经，有行气活血、疏肝解郁、清心开窍、清热凉血之功；丹参味苦性微寒，归心、肝经，有活血调经、凉血消痈、清心安神之功，《滇南本草》言其能补心定志，安神宁心。此四味药合用为佐药，共奏疏肝解郁，清心安神，活血止痛调经之功。炙甘草调和诸药，为使药。诸药合用，补而不滞，通补兼施，体现盛、通二法，共奏补肾填精、补益肝肾、疏肝解郁、活血调经之功，使月经量少色暗、痛经、腰膝酸软、经前乳胀等症得以缓解。

八髎穴最早出自《黄帝内经》，分为上髎穴、次髎穴、中髎穴、下髎穴，脊椎两侧各四个。八髎穴五行属水，善于调节全身的水液，疏通气血，滋养肾精。这个部位是盆腔所在之处，邻近胞宫，而冲脉、任脉和督脉均起于胞宫，督脉主一身之阳气，任脉主一身之血，冲脉为经脉之海，五脏六腑都要靠其支配。所以，八髎穴乃支配盆腔内脏器官的"总开关"，务必通畅无阻。毫针针刺正是从外而内调理胞宫，而电脉冲针灸疗法，选择疏密波刺激八髎穴，使组织内离子分布状况发生改变，调节神经肌肉的紧张度，促进周围血液循环，使机体组织兴奋或使抑制的偏胜或偏衰状态得以调节，从而达到较好的治疗效果。

医案 2

崔某，女，47 岁，已婚，职员。

初诊日期：2017 年 3 月 30 日。

主诉：月经延后 1 年余，有妊娠需求。

现病史：患者既往月经规律，近一年开始出现月经延后，5～6/27～40 天，LMP 2017 年 1 月 26 日，量少，色淡暗，质稀，少量血块，无痛经。现求子，纳可，睡眠差，多梦，易醒，二便调。舌暗，边齿痕，苔白，脉沉细。

既往史：体健，否认内科病病史。

药物过敏史：否认。

婚育史：孕 4 产 1，1999 年 4 月 29 日剖宫产一男婴（2012 年意外去世）。2000 年因带环妊娠行人工流产术＋取环术。2014 年 7 月 31 日孕 30 天自然流产，2016 年 12 月 12 日孕 50 天自然流产，后一直未避孕未孕。

辅助检查：2017 年 1 月 20 日超声示子宫正常大小，内膜厚 0.51cm，左卵巢大小约 1.4cm×0.7cm，右卵巢大小约 1.5cm×1.1cm，提示双卵巢偏小。激素六项示 PRL 5.7ng/mL，P 0.49ng/mL，T 0.22ng/mL，FSH 40.46mIU/mL，LH 33.05mIU/mL，E_2 21pg/mL。

妇科检查：外阴已婚已产型，阴道畅，宫颈轻度糜烂，子宫后位，正常大小，活动可，无压痛，双侧附件区未触及明显异常。白带常规未见异常。

西医诊断：卵巢储备功能衰竭。

中医诊断：月经延后（心脾两虚证）。

治法：补益心脾为主，兼以活血化瘀。

方药：浮小麦12g，大枣10g，当归12g，白芍12g，党参12g，炙黄芪12g，熟地黄12g，山萸肉12g，玉竹12g，丹参10g，鸡血藤12g，益母草6g，黄精12g，甘草3g。14剂，颗粒剂，水冲服，日1剂。

药膳：①益母饮：莲子、龙眼肉、百合各15g，黑豆浆、冰糖适量。将莲子、龙眼肉、百合放入砂锅内，加黑豆浆适量，大火煮沸后再煎20分钟，去渣入冰糖溶化后代茶饮。②养心汤：猪心1个，大枣、黄芪、茯苓各15g，调料适量。将猪心洗净，余药加沸水浸泡1小时后去渣取汁，纳入猪心，食盐、味精、料酒少许，隔水蒸熟，将猪心取出加芝麻油少许调味服食，饮汤，每周2～3次。

耳穴选用心、脾、肾、神门、内分泌、下丘脑、子宫、卵巢等穴贴敷王不留行籽，嘱其每日自行按压3次，每次每穴按压30～60秒。

神阙穴进行穴位贴敷（处方：丁香、肉桂、细辛、延胡索、川芎、红花各等分），每周2次。

同时配合心理疏导，嘱患者监测基础体温，指导患者同房。

西药人工周期治疗：口服戊酸雌二醇片2mg，每天1次，共21天；地屈孕酮片10mg，每天1次，共10天（第11天开始口服戊酸雌二醇片）。

以此中西医结合方案（中药处方辨证加减）治疗至2017年7月13日十诊：于2017年7月8日外院行体外受精移植，现腰酸，腹胀，二便调，口干喜饮，舌淡红，苔白厚，脉细滑。查血P 19.08ng/mL，E$_2$ 519pg/mL，β-HCG 126.99mIU/mL。

西医诊断：先兆流产。

中医诊断：胎动不安（脾肾两虚证）。

治法：补肾健脾，固冲安胎。

方药：菟丝子 10g，茯苓 12g，山药 12g，白术 10g，苎麻根 12g，莲子 10g，川断 12g，桑寄生 10g，桑椹 12g，阿胶 12g，熟地黄 12g，甘草 3g，人参 6g。14 剂，颗粒剂，水冲服，日 1 剂。

口服地屈孕酮片 10mg，每天 3 次。

以上中西医结合保胎方案至孕 10 周，2017 年 8 月 31 日第十一诊时超声提示宫内早孕，双胎，活胎。查血 P 41ng/mL，E_2 1780pg/mL，β-HCG＞272800mIU/mL。

按语：卵巢储备功能下降是由于年龄、遗传因素、医源性因素等导致的卵巢内存留卵子的质量和数量下降，导致女性生育能力减弱及性激素缺乏，表现为不孕、月经紊乱、经量减少、闭经等，进一步可发展为卵巢功能不全。随着社会节奏的加快，卵巢储备功能下降的发病率呈逐年上升的趋势，严重影响着女性的生殖健康。《素问·阴阳别论》云："二阳之病发心脾，有不得隐曲，女性不月。"女性有不得隐曲，忧思过度，精神抑郁，损伤心脾，心脾两虚，影响中焦转运功能，导致二阳为病。脾主运化，为气血生化之源，脾虚则血无以生，不能滋肾填精，濡养冲任、胞宫，胞脉者属于心而络于胞中，心脾两伤而致闭经，日久不能摄精助孕。《景岳全书·妇人规》亦云："凡欲念不随。深思积郁，心脾气结，致伤冲任之源，而肾气日消，轻则或早或迟，重则渐成枯闭。"以上足以说明心脾两虚不仅能使精血不足，亦可致肾气日消，精血渐衰无血可下而致经闭，日久导致不孕。

因此，康佳教授在卵巢储备功能下降（衰竭）导致的不孕症防治过程中，调治心脾是必不可少的重要环节。所以该患者处方以甘麦大枣汤为主，其中浮小麦甘凉，归心经，养心益气宁神；甘草甘平，归心脾经，补脾和中，养心以缓急迫；大枣甘温，归脾胃经，补脾益气，养血安神并治心虚；三味甘药配伍，甘缓和中，养心安神亦补脾气。党参补益脾肺之气；炙黄芪甘微温，归脾肺经，补中益气固表；黄精补益肺、脾、肾；丹参、鸡血藤、益母草合用养血活血。同时运用中医多途径疗法（药膳、耳穴压豆、穴位敷贴等）具有整体调节的优势，并且不拘泥于中医治疗手段，而采用中西医结合治疗，能改善不孕症患者的内分泌状态，从而改善甚至恢复卵巢功能，提高患者受孕率。此外，卵巢储备功能下降患者由于其本身卵巢功能较差，妊娠后黄体功能多不足，此类患者孕后一定要注意继续关注病情，并予保胎治疗，故该患者予中西医结合方案保胎至孕 10 周，胎象稳固。

医案 3

金某，女，53 岁，已婚，公务员。

初诊日期：2015 年 9 月 17 日

主诉：绝经 3 年余，有妊娠需求。

现病史：患者既往月经规律，14 岁初潮，4/30 天，月经量中，LMP 2012 年 5 月。现绝经 3 年余，求子，腰酸，潮热汗出，眠可，二便调。舌淡苔白，脉沉细。

既往史：体健，否认内科病病史。

药物过敏史：否认。

婚育史：孕 1 产 1，1987 年 7 月 13 日剖宫产 1 男婴（2014 年意外去世）。

辅助检查：2015 年 9 月 10 日超声提示绝经后子宫，双卵巢偏小。激素六项示 PRL 3.84ng/mL，P 0.83ng/mL，T 0.12ng/mL，FSH 56.04mIU/mL，LH 25.4mIU/mL，E_2 36pg/mL。甲状腺功能五项均正常。

妇科检查：外阴已婚型，阴道畅，宫颈萎缩，子宫前位，子宫偏小，活动可，无压痛，双侧附件区未触及明显异常。白带常规未见异常。

西医诊断：围绝经期综合征。

中医诊断：绝经前后诸证（肝肾不足证）。

治法：滋补肝肾。

方药：菟丝子 12g，覆盆子 15g，女贞子 15g，紫河车 10g，阿胶 15g，黄精 12g，熟地黄 12g，枸杞子 12g，山萸肉 12g，陈皮 10g，白芍 15g，山药 15g，白术 12g，杜仲 12g，锁阳 12g，甘草 3g。7 剂，颗粒剂，水冲服，日 1 剂。

西药人工周期治疗：戊酸雌二醇片 2mg，每天 1 次，共 21 天（从第 11

天开始服用）；地屈孕酮片 10mg，每天 1 次，共 10 天。

同时配合心理疏导，嘱患者监测基础体温，指导患者同房。

临证根据患者症状及月经周期进行辨证加减：行经期酌加当归、川芎等以养血调经；经后期酌加女贞子、菟丝子等补肾填精之药；氤氲期即排卵之时可加入木香、苏木、九香虫等以行气破血，助卵泡排出；经前期可适当加入巴戟天、锁阳等温阳助孕之品。予以上中西医结合方案治疗，十五诊后患者行体外受精移植最终确定妊娠。后因妊娠合并糖尿病及高血压予中西药调治，病情平稳。2016 年 12 月 1 日家属代诉患者顺利剖宫产 1 子，并因其产后乳汁较少，予益气养血通乳方及药膳调治。

按语：医案 2 与医案 3 患者病情均较特殊，均在生理年龄较大，卵巢功能减退之时失独而再次求子，本例患者更属特例，绝经 3 年，卵巢储备功能已处于衰竭的状态，但仍有妊娠要求，治疗甚为棘手，方案仍以中西医结合治疗为主，西药必须予人工周期恢复月经，中医辨证仍是治疗的重点。中医学认为肾为生殖之本，如果先天禀赋不足，后天失养耗损太过致使肾气亏虚、冲任失荣，性腺轴功能低下，卵巢产生卵子和排出卵子的功能发生障碍，肾虚胎孕难成。康佳教授认为脾胃为后天气血生化之源，精血同源，在卵泡期血转化为精，供卵子生长发育所需；在排卵期，血资助精转化为肾气而触发排卵。故卵巢储备功能下降当从肝、脾、肾辨证。患者已年逾七七之年，肾气渐亏，故腰酸，天癸竭，月事不能以时下，绝经 3 年而无子，肝肾阴虚，虚火旺故潮热汗出。舌淡红，苔白，脉沉细为肝肾不足之征。故治疗以滋补肝肾为主，随症加减，方中以滋补肝肾之品为主，少佐补肾助阳之药，以达阳中求阴之效。

此外，该病的治疗一定要重视心理疏导。早在《黄帝内经》就有"告之以其败，语之以其善，导之以其所便，开之以其所苦"的相关记载，故积极进行心理疏导能调节人体内分泌，进一步促使卵巢恢复正常排卵，最终为受孕打下良好的基础。这同时也符合现代生物-心理-社会的医学诊疗模式。

医案 4

张某，女，31 岁，2020 年 10 月 8 日初诊。

主诉：经期延长，未避孕 2 年未孕。

现病史：患者既往月经规律，13 岁初潮，5～6/30 天，近 2 年经期逐渐延长，7～10/30 天，量偏多，色暗，伴血块，PBAC 评分 120 分。LMP 2020 年 9 月 22 日，前 6 天月经量偏多，色暗，血块，此后淋沥不尽，色暗，行经 10 天血止。现为月经周期第 18 天。现症见经前乳房胀痛，头晕，腰膝酸软，神疲肢倦，面色苍白，纳差便溏，舌淡暗，胖大边有齿痕，苔薄白，脉细弦涩。

既往史：2017 年 10 月于北京某医院行腹腔镜下右侧巧克力囊肿剥除术。否认其他内科病病史。

药物过敏史：否认。

婚育史：孕 1 产 0，2016 年 10 月早孕行人工流产一次，近 2 年未避孕未孕。

辅助检查：2020 年 10 月 1 日我院超声检查示子宫大小 5.5cm×4.0cm×3.5cm，内膜厚度为 1.7cm，回声不均，宫底部可见一中强回声团，大小约 1.5cm×1.0cm。提示子宫内膜息肉可能。2020 年 9 月 24 日激素六项（月经第 3 天）示 PRL 3.84ng/mL，P 0.83ng/mL，T 0.12ng/mL，FSH 6.85mIU/mL，LH 5.12mIU/mL，E_2 86pg/mL。甲状腺功能五项均正常。

妇科检查：外阴已婚未产型，阴道畅，宫颈光滑，子宫前位，子宫常大，活动可，无压痛，双附件未触及明显异常。白带常规未见异常。

西医诊断：子宫内膜息肉。

中医诊断：不孕，经期延长，癥瘕（脾肾两虚、肝郁瘀阻证）。

处理意见：患者子宫内膜厚度偏厚，可能存在子宫内膜息肉，嘱患者下次经净后 3～7 天行宫腔镜检查，暂不做其他处理。

二诊（2020 年 11 月 8 日）：LMP 10 月 21 日，经净后 4 天，宫腔镜检查示宫腔近宫底前壁可见息肉一枚，大小约 1.5cm×0.9cm，宫腔镜下摘除息肉，送病理检查示子宫内膜息肉，子宫内膜少许增生。结合患者病理及刻下症，治疗以健脾补肾、祛湿化痰、软坚散结为主。桂枝 6g，赤芍 12g，乳香、没药各 6g，鳖甲 15g（先煎），莪术 15g，三七 6g，丹参 15g，山楂 15g，黄芪 15g，炒白术 10g，党参 15g，续断 15g，橘核 10g，桑寄生 10g，香附 10g，苍术 10g，薏苡仁 30g，蒲公英 15g，红藤 15g。14 剂，每日 1 剂，水煎至 400mL，分早中 2 次温服。

三诊（2020 年 11 月 24 日）：LMP 11 月 18 日，行经 6 天，量较前明显减少，色红，少许血块，PBAC 评分 85 分。复查 B 超示子宫内膜 0.4cm，未见回声不均。因患者计划妊娠，继而予调经促孕治疗。现为月经后期，当补肾填精为主，方予归肾丸加减：熟地黄 12g，山药 15g，柴胡 6g，当归 12g，白芍 10g，枸杞子 15g，茺蔚子 12g，菟丝子 15g，续断 15g，淫羊藿 12g，紫河车 6g（研末装胶囊吞服）。7 剂，每日 1 剂，水煎至 400mL，分早中 2 次温服。

四诊（2020 年 11 月 30 日）：LMP 11 月 18 日，月经周期第 13 天，B 超示内膜厚度 0.8cm，左侧卵巢见优势卵泡，大小约 1.7cm×1.8cm。考虑即将进入氤氲的候期，此期用药旨在益肾助阳，活血理气调冲，促排卵。方药如下：当归 10g，赤芍 12g，熟地黄 12g，红花 6g，桃仁 6g，菟丝子 18g，淫羊藿 15g，枸杞子 15g，鹿角霜 12g，茺蔚子 15g，石菖蒲 6g，苏木 10g，九香虫 10g，龟甲 12g（先煎），车前子 12g（包煎）。4 剂，每日 1 剂，水煎至 400mL，分早中 2 次温服。嘱第 2 日及第 4 日同房。

五诊（2020 年 12 月 4 日）：月经周期第 16 天，B 超示已排卵。此期属于经前期，亦称黄体期，予中药益肾助阳，养血固冲，增强黄体功能。方药如下：当归 10g，熟地黄 12g，白芍 15g，枸杞子 15g，山药 15g，菟丝子 20g，杜仲 12g，桑寄生 15g，肉苁蓉 15g，巴戟天 12g，淫羊藿 15g，茺蔚子 6g，鹿角霜 15g，续断 12g，黄芩 10g。14 剂，每日 1 剂，水煎至 400mL，分早中 2 次温服。

六诊（2021 年 1 月 5 日）：停经 48 天，自测尿人绒毛膜促性腺激素（HCG）阳性。就诊于我院，B 超见胎芽及原始心管搏动，予滋肾育胎丸口服安胎治疗。

按语：本病例属于子宫解剖结构异常，即子宫内膜息肉影响受精卵着床所致不孕。患者曾多次手术，损伤肾气及胞脉胞络，日久成瘀，进而形成有形之癥。子宫内膜息肉为器质性病变，应先去除病因，故经净后4日行宫腔镜手术，剔除有形病灶，术后调理肾、肝、脾三脏治其本，化痰祛瘀、消癥散结治其标。二诊宫腔镜术后的下个月经周期经净后复查超声，提示内膜回声均匀，此期血海空虚，子宫藏而不泻，予归肾丸加减。方中熟地黄、枸杞子、白芍、龟甲等滋阴养血、调养冲任，促使卵泡生长发育；紫河车为血肉有情之品，与淫羊藿、续断同用补阴阳、养气血、助冲任；柴胡疏肝理气，茺蔚子补肾活血调经，亦为妇科引经药。四诊见优势卵泡，进入真机期，予促排卵中药，益肾的同时辅以调气活血之品，方中枸杞子、龟甲滋补肾阴，菟丝子、淫羊藿、鹿角霜、九香虫培补肾阳，桃红四物、茺蔚子、苏木行气活血化瘀，从而促进排卵，其中苏木、九香虫为康佳教授常用对药，能温肾活血，促进排卵。并掌握排卵时间指导同房。

五诊通过B超及基础体温显示已排卵，黄体期重用菟丝子、鹿角胶、巴戟天、肉苁蓉及淫羊藿，通过益肾助阳，维持基础体温的高温相，改善黄体功能。六诊时停经48天提示妊娠，B超检查见心管搏动。康佳教授认为中医治疗子宫内膜息肉所致不孕症，一方面能降低其复发率，另一方面又能通过综合治疗，有效增加患者受孕率。对于此类病证，应衷中参西，利用现代的宫腔镜诊疗技术，不拘泥于单纯的中医药治疗，重视中西医辨病辨证相结合。辨证提倡宏观与微观相结合，其间贯穿中医月经周期疗法，随症灵活加减运用，经调则受孕乃成。

（二）多囊卵巢综合征

多囊卵巢综合征（polycystic ovary syndrome，PCOS）是青春期及育龄期女性最常见的妇科生殖内分泌紊乱性疾病之一，发病率为5%～10%，严重影响患者的生活质量、生育及远期健康，该病以持续无排卵、雄激素过多和胰岛素抵抗为主要特征，并伴有生殖功能障碍及糖脂代谢异常。临床表现有月经紊乱、肥胖、多毛、痤疮、黑棘皮、不孕及孕后流产等。中医学无此病名，根据其临床特征及表现，归属"不孕""月经过少""月经后期""闭经""癥瘕"等范畴。

多囊卵巢综合征因其多态性，涉及多系统的代谢紊乱，病情复杂，缠绵难愈。多数患者病程较长，青春期表现为月经稀发、闭经或崩漏，月经不能按时来潮；育龄期因为无排卵而影响生育；孕后容易流产，需进行早期治疗和孕期保胎治疗。对于 PCOS 的治疗方法中西医有不同的理念，西医激素治疗效果快，能够迅速消除病症并控制病情的进一步发展，但副反应大，容易产生药物抵抗，停药后容易复发。中医治疗从调理内分泌入手，可以从整体调节机体的内分泌功能，以求长期疗效。但对于迫切要求生育而中医药促排卵无明显疗效时，应配合西医促排卵治疗，以提高临床疗效。

康佳教授认为，多囊卵巢综合征发病的基本病因以肾虚为主，或合并瘀血阻滞冲任胞宫，或合并痰湿壅塞脂膜，治疗时辨病与辨证结合，以盛、通为大法，调补肾中阴阳，或疏肝行气化瘀，或健脾燥湿化痰。

医案 1

王某，女，30 岁，已婚，护士。

初诊日期：2017 年 1 月 5 日。

主诉：月经延后 3 年，未避孕未孕半年。

现病史：患者既往月经周期规律。3 年前无明显诱因出现月经延后，5/60～90 天，量少色暗夹血块，经行第 1 天腹痛，血块排出后腹痛缓解。LMP 2016 年 12 月 13 日。未避孕未孕半年，夫妻性生活正常，男方精液常规检查正常。

刻下症：腰膝酸软，下腹凉，胸胁时有刺痛，纳可，多梦，舌暗苔白，脉沉细。

既往史：体健，否认内科病病史。

药物过敏史：否认。

婚育史：孕 0 产 0，半年未避孕未孕。

妇科检查：外阴已婚未产型，阴道畅，宫颈光，子宫后位，正常大小，活动可，双侧附件区未触及明显异常。白带常规未见异常。当日超声示内膜厚 0.9cm，双侧卵巢多囊样改变。

西医诊断：多囊卵巢综合征，原发性不孕症。

中医诊断：月经后期，不孕症（肾虚血瘀证）。

治法：补益肾气，化瘀通经。

方药：菟丝子 12g，覆盆子 12g，女贞子 12g，紫石英 10g，鹿角霜 12g，丹参 10g，鸡血藤 12g，赤芍 12g，当归 12g，郁金 12g，土鳖虫 6g，苏木 10g，生甘草 3g。14 剂，颗粒剂，水冲服，日 1 剂。

二诊（2017 年 1 月 19 日）：患者于 2017 年 1 月 17 日月经来潮，量中，色暗，有血块，伴经行腹痛。腰膝酸软及下腹凉较前减轻，纳眠可，二便调。舌暗红，苔白，脉沉滑。于原方基础上加泽兰 12g，路路通 12g，川牛膝 12g，以活血通经。同时于经期第 5 天开始口服枸橼酸氯米芬 50mg，日 1 次，连续服用 5 天。予神阙穴行艾条灸治疗 20 分钟，以温经散寒，通经止痛。

三诊（2017 年 1 月 26 日）：超声提示未见优势卵泡生长。患者有腰酸，原方基础上加桑寄生、川断各 15g，继续服至月经来潮。

四诊（2017 年 3 月 30 日）：月经分别于 2 月 22 日、3 月 27 日来潮，量中，色红，痛经缓解，腰腹凉较前减轻。继续口服上方，并于经期第 5 天起口服枸橼酸氯米芬 100mg，日 1 次，连续服用 5 天。月经第 10 天开始超声监测卵泡发育。

五诊（2017 年 4 月 13 日）：4 月 10 日超声示内膜厚 0.88cm，左卵巢见一 2.5cm×2.3cm×1.8cm 大小的皱缩无回声区。现基础体温升高 2 天。患者时有腰酸，疲倦乏力，纳少，无其他不适，中药予寿胎丸合四君子汤加减以固肾健脾。

六诊（2017 年 4 月 27 日）：患者停经 31 天，基础体温上升 14 天，查

P 40ng/mL，血 β–HCG 285.9mIU/mL，E$_2$ 500pg/mL。2 周后超声提示宫内早孕。

按语：傅青主提出"精满则子宫易于摄精，血足则子宫易于容物，皆有子之道也"。故种子必先调经，而调经重在补肾，贵在养血，功在疏通。本患者以月经延后及求子为主诉。康佳教授认为经水出诸肾，肾主生殖，肾虚是本病的主要因素，与肝、脾、肾三脏功能失调相关，肾为先天之本，藏精气而主生殖，故肾虚可导致天癸迟至及不孕；气为血之帅，气行则血行，气滞则血瘀。诸多因素导致气血运行不畅，瘀血积于胞中或阻滞胞脉，则致月经停闭、稀发甚至难以摄精成孕。故本患者以补肾活血为治法。

方中覆盆子、女贞子补肾阴，充养天癸，又肾为水火之脏，阴阳互根，真阴不足当以火求之，用菟丝子补阳益阴，阴阳双补，鹿角霜、紫石英温肾助阳。以上药物合用共奏滋补肾阴、温补肾阳之效，则肾中水火互济，化生不竭。以丹参、当归、赤芍、鸡血藤以养血活血、祛瘀通经，郁金疏肝理气，气行则血行。土鳖虫入肝经血分，性善走窜，能破血逐瘀而消积通经，与苏木合用，以加强祛瘀通经之效，生甘草调和诸药。该方寓补益于祛邪之中，组方缜密，用药精当。患者有迫切的生育需求，对于排卵障碍性不孕的多囊卵巢综合征患者，枸橼酸氯米芬仍是一线促排卵药物，临床可中西医结合治疗，比单纯中药或西药治疗的效果好。

医案 2

陶某，女，31 岁，已婚，会计。

初诊日期：2018 年 12 月 27 日。

主诉：月经延后 5 年，未避孕未孕 1 年。

现病史：患者既往月经规律，5 年前结婚后不限制进食，体重半年增加 20kg，之后出现月经延后，5/30 ~ 90 天，量少。LMP 2018 年 9 月 8 日。

刻下症：纳佳，眠可，大便质黏，偶有胸闷，舌暗，苔白腻，脉沉滑。

既往史：空腹血糖高，未予诊治，否认其他内科病病史。

药物过敏史：否认。

婚育史：孕0产0，未避孕未孕1年。

妇科检查：外阴已婚型，阴道畅，宫颈光滑，子宫前位，正常大小，活动可，双侧附件区未触及明显异常。白带常规未见异常。

辅助检查：当日超声示内膜厚0.6cm，双侧卵巢多囊样改变。女性激素五项（月经第2天查）示FSH 4.11mIU/mL，LH 10.34mIU/mL，E_2 58pg/mL，T 1.03ng/mL，PRL 11.1ng/mL。

西医诊断：多囊卵巢综合征。

中医诊断：月经后期（肾虚痰瘀证）。

治法：补肾化痰，祛瘀通经。

方药：菟丝子12g，沙苑子12g，覆盆子12g，黄精12g，鹿角霜10g，茯苓12g，苍术12g，生薏苡仁20g，胆南星6g，丹参10g，浙贝母10g，郁金12g，石菖蒲12g。7剂，颗粒剂，水冲服，日1剂。

二诊（2019年1月3日）：月经未至，胸闷好转，大便成形，纳眠可，舌暗，苔白腻，脉沉滑。当日超声示内膜厚0.8cm，双侧卵巢多囊样改变。于原方基础上加泽兰、路路通、川牛膝各12g，莪术10g。服药至经来。同时口服盐酸二甲双胍片0.5g，日3次。

三诊（2019年1月10日）：LMP 2019年1月5日，月经量较前增多，色红。之后复诊5次，嘱患者自测基础体温，排卵前用药于初诊方基础上加减，同时予西药枸橼酸氯米芬促排卵治疗，超声监测卵泡，排卵后口服中药以健脾益肾为主。

2019年5月20日复诊，测血β-HCG 2800mIU/mL，P 15.8ng/mL，予收入院保胎治疗。于2020年2月分娩一健康女婴。

按语：多囊卵巢综合征好发于肥胖之人，病因多以痰湿为主，病机为脾肾功能失调，水液代谢障碍。《女科切要》云："肥白妇人，经闭而不通者，必是痰湿与脂膜壅塞之故也。"痰浊与瘀血是本病发展过程中形成的病理产物，往往相互影响，既可因痰致瘀，又可因瘀致痰，最终痰瘀互结，导致癥瘕。肥盛之人，多由脾虚或肾虚，水液代谢失调，水饮内停，湿聚成痰，痰湿积聚，脂膜壅塞，故体肥多毛；痰脂凝聚而致卵巢增大，包膜增厚，痰瘀凝聚日久而成癥瘕，结于胞脉、胞络，导致月经稀发、月经失调、不孕等顽症。

方中菟丝子具有补益肝肾、安胎之功，为平补肝、肾、脾三脏阴阳之良药；沙苑子归肝、肾经，功能补肾助阳；覆盆子归肝、肾、膀胱经，功能益肾固精缩尿；鹿角霜味咸、涩，性温，归肾、肝经，质轻敛涩，功效补肾助阳，收敛止血；黄精性平，归脾、肺、肾经，补中益气，除风湿，安五脏，久服轻身延年不饥。此四药合用，既温补脾肾之阳，又填补肾阴，共为君药。茯苓、苍术、生薏苡仁健脾燥湿，亦奏补后天而养先天之效，胆南星清热化痰，四药合用为臣药，共获燥湿化痰，行滞调经之功。丹参亦能活血调经，浙贝母化痰散结，二药合用为佐使药，以达活血化瘀、化痰散结之功。诸药合用，标本兼顾，补泻兼施，阴阳同调，使精血充足，冲任得养，经潮有源，痰湿得化，瘀血得散，冲任调畅，经行亦无阻，经调而有子嗣矣。

（三）高泌乳素血症

各种原因导致血清泌乳素（PRL）异常升高（>25μg/mL），称为高泌乳素血症。主要病因：①下丘脑疾病：颅咽管瘤、炎症等病变影响催乳素抑制因子（PIF）的分泌，导致催乳素升高。②垂体疾病：是引起高催乳素血症最常见的原因，以垂体催乳素瘤最常见。1/3 以上患者为垂体微腺瘤（直径<1cm），空蝶鞍综合征也可使血清催乳素增高。③原发性甲状腺功能减退症：促甲状腺激素释放激素增多，刺激垂体催乳素分泌。④特发性高催乳素血症：血清催乳素增高，多为 25 ～ 100μg/mL，但未发现垂体或中枢神经系统疾病。部分患者数年后发现垂体微腺瘤。⑤其他：多囊卵巢综合征，自身免疫性疾病，创伤（垂体柄断裂或外伤），长期服用抗精神病药、抗抑郁症药、抗癫痫药、抗高血压药、抗胃溃疡药和阿片类药物均可引起血清催乳素轻度或明显升高。多表现为月经紊乱及不孕、溢乳、头痛、眼花及视觉障

碍等。中医学无高泌乳素血症这一病名，根据其临床特征及表现，属于"不孕""月经过少""月经后期""闭经"等范畴。

医案

崔某，女，28 岁，未婚，销售。

初诊：2018 年 3 月 3 日。

主诉：月经后期、经量减少 1 年余。

现病史：患者 12 岁初潮，5/28～30 天，量色正常。2 年前从事销售工作，常需加班至凌晨 2 点左右，近 1 年多出现月经后期，2～3/40～50 天，经量较前减少 2/3，色鲜红，小腹胀痛，经前乳胀。间断外院中医治疗半年，效果不佳，2 周前查血 PRL 73.52μg/mL，头颅核磁未见异常，拟予溴隐亭治疗，患者拒绝，遂就诊于我院。LMP 2018 年 1 月 24 日。

刻下症：乳房胀痛，烦躁，胸闷，难以入睡，多梦，纳可，大便干，2 日一行，小便调。舌红，苔薄少津，可见裂纹，脉弦细。

既往史：体健，否认内科病病史。

药物过敏史：否认。

婚育史：未婚，否认性生活。

查体：双乳未触及结节，轻压痛，按压乳晕，可挤出少许淡黄色乳汁。

辅助检查：激素五项示 FSH 5.83mIU/mL，LH 6.78mIU/mL，P 0.15pg/mL，E_2 89.0pg/mL，PRL 76.83μg/mL。当日超声示子宫大小 4.0cm×3.8cm×3.6cm，内膜厚 0.7cm，双侧附件未见明显异常。

西医诊断：特发性高泌乳素血症。

中医诊断：月经后期（肝气郁滞，肝肾阴虚证）。

治法：疏肝活血，滋肾养肝，抑乳调经。

方药：焦麦芽 30g，当归 12g，赤芍 15g，红花 12g，川牛膝 10g，生地黄 20g，地骨皮 10g，玄参 15g，麦冬 15g，阿胶珠 15g，白芍 15g，川楝子 6g，山萸肉 15g，泽兰 10g，知母 10g，炒酸枣仁 15g。14 剂，水煎服，日 1 剂，早晚分服。

监测基础体温，嘱其早睡，调整作息时间。

耳穴压豆：取内分泌、卵巢、神门、交感、皮质下心、肝、脾等穴贴敷王不留行籽，嘱其每日自行按压 3 次，每次每穴按压 30 ～ 60 秒。

二诊（2018 年 3 月 19 日）：LMP 2018 年 3 月 16 日，量少，色鲜红，2 天净。基础体温单相。刻下症见乳房胀痛、心烦明显减轻，凌晨 1 点入睡，多梦好转，纳可，大便畅，日 1 次，小便调。舌红，苔薄少津，可见裂纹，脉弦细。治法同前。上方去泽兰，加山萸肉加强固肾益精之功。日 1 剂，水煎服。继续予耳穴压豆治疗，穴位同前。

如此按周期治疗，至五诊时（2018 年 6 月 12 日，月经第 17 天），LMP 2018 年 5 月 28 日，量中，5 天净。经前基础体温呈双相，高温相 12 天，目前体温升高 2 天。刻下症见乳房胀痛消失，情绪平稳，纳眠可，二便调。舌红，苔薄白，脉弦细。血清 PRL 20.42μg/mL。查体见双乳无触痛，按压乳晕，未见乳汁挤出。

随访：2018 年 9 月 14 日电话随访，患者停药后月经规律，5 ～ 6/30 ～ 35 天，量中。连续监测基础体温，高温相基本维持在 11 ～ 13 天。

按语：引起高泌乳素血症的原因很多，如下丘脑疾病、垂体疾病、甲状腺功能异常、多囊卵巢综合征、长期服用抗精神病药和抗抑郁症药、全身疾病如结核等，还有一种就是特发性高泌乳素血症，临床多为特发性，具有典型的临床症状或表现，如月经量少、稀发、闭经、溢乳、无排卵等。本病患特点：①以月经后期、量少，伴有少许溢乳，血 PRL 升高为主要临床表现。②患者平素工作压力大，肝气不舒，冲任气机逆乱，气血不能下行至冲任胞宫化为经血，反循肝经上逆化为乳汁而溢出；烦躁日久，肝郁化火，且经常熬夜工作，暗耗阴津，致肝阴虚，又肝肾同源，最终肝肾阴虚，冲任亏损，血海不能按时满溢，至月经量少延后。证属肝气郁滞，肝肾阴虚。

方药以免怀散合两地汤加减。免怀散出自清代武之望的《济阴纲目》，由当归尾、红花、赤芍、川牛膝组成，原是一张有效的回乳方剂，主治产后乳汁暴涌不止，食少，欲回其乳者。亦是康佳教授治疗高泌乳素血症的常用方。两地汤出自清代《傅青主女科》，具有滋养肝肾之阴、清郁热之功。

全方以焦麦芽为君药，不仅有回乳之功，另有疏肝理气之效；生地黄、地骨皮、玄参、麦冬、阿胶及白芍滋补肝肾之阴、清郁热，为臣药；当归、赤芍、红花活血通经，为佐药；川牛膝有活血通经、引血下行之功，使气血不得上逆化为乳汁，而下注冲任胞宫，为使药。诸药合用，有疏肝活血化瘀、滋阴清热、抑乳通经的功效。

（四）绝经前后诸证

绝经前后诸证是指女性在绝经期前后出现烘热汗出，烦躁易怒，潮热面红，失眠健忘，精神倦怠，头晕目眩，耳鸣心悸，腰背酸痛，手足心热，或伴有月经紊乱等与绝经有关的症状。相当于西医学的更年期综合征。更年期是指女性从性成熟期逐渐进入老年期的过渡时期，即从卵巢功能开始衰退到完全停止的阶段。临床主要表现有月经紊乱、月经停止、自主神经系统失调和性格特征改变等症状。目前多将更年期分为绝经前期、绝经期和绝经后期三个阶段。绝经前期指卵巢功能开始衰退到绝期前的一段时间，此时卵巢中虽有卵泡发育但不能成熟，或排卵前虽仍能分泌一定量的雌激素但无黄体形成。临床表现为月经周期不规则、月经量增多或减少、潮红出汗等症状。绝经期一般认为年龄超过 45 岁，停经已达 1 年者，最后一次月经期可被称为绝经期，临床表现为月经停止。绝经后期指月经停止后至卵巢内分泌功能完全消失的时期，即进入老年期之前的一段时间，一般要持续 6～8 年。

目前，生理性绝经年龄有延后倾向，我国城市女性的平均绝经年龄为 49.5 岁，农村女性为 47.5 岁，北京地区女性约为 52 岁。更年期女性约 1/3 能通过神经内分泌的自我调节达到新的平衡而无自觉症状，2/3 的女性则可出现一系列雌激素减少所致的症状，称为更年期综合征。女性全身有 400 多种雌激素受体，分布在几乎所有的组织和器官，接受雌激素的控制和支配，一旦雌激素减少，就会引发器官和组织的退行性变化，出现一系列的症状。

中医学称本病为"绝经前后诸证",亦称"经断前后诸证"。古代医籍中并无此病名,但对女性绝经前后有关的生理、病理、临床症状的论述较多,散见于"脏躁""百合病""老年血崩""心悸""郁证""不寐""眩晕"等病中。如《金匮要略·妇人杂病脉证并治》指出:"妇人脏躁,喜悲伤欲哭,象如神灵所作,数欠伸。"康佳教授认为本病的发生与女性绝经前后的生理特点密切相关。七七之年,肾气渐衰,天癸渐竭,冲任二脉逐渐亏虚,月经将断而至绝经,在此生理转折时期,受身体内外环境的影响,如素体阴阳有所偏衰,素性抑郁,宿有痼疾,或家庭、社会等环境变化,易导致肾阴阳平衡失调而发病,因而出现一系列脏腑功能紊乱的证候。治疗以滋补肾阴为主,注重调肾之阴阳。

另外,康佳教授认为绝经前后是一个生理过渡期,当以预防为主,未病先防,做好这一时期的宣传教育工作非常重要。

1. 女性自身应该了解一些更年期生理卫生知识,明白这是一个生理过渡时期,经过 1～2 年就可自然缓解,有利于解除不必要的精神负担。同时家庭成员、邻居、朋友等也应了解更年期的主要表现,在工作、生活上给予她们关怀和体谅。此外,要避免过重、过累、过度紧张的工作劳动;避免精神压力过大,尽可能避免不良精神刺激,给她们创造一个轻松愉快的环境。

2. 合理安排生活,重视蛋白质、维生素及微量元素的摄入。根据食欲情况和消化功能,一般不作严格限制。但要保证充分营养,尤其是蛋白质如鱼、瘦肉、豆制品、禽类等。须避免油腻、高脂肪、高糖食物,如肥肉、猪油、甜点心、糖果等。高胆固醇食物宜控制,如蛋黄、动物内脏、鳗鱼、肉皮、猪蹄等。宜多食新鲜蔬菜及含糖较少的水果,以及多食香菇、蘑菇、黑木耳、海带等。忌服烈性酒及刺激性调味品。另外,进入更年期后要进行骨密度检查,必要时防止骨折,及时补钙。

3. 合理作息,做到生活有规律,劳逸适度,经常进行适当的体育锻炼,注意锻炼身体,预防骨质疏松,要有充分的休息和睡眠。在锻炼中应尽量避免肌肉、关节、骨骼损伤，锻炼的最佳方式为每周3次，每次至少30分钟，强度达到中等。可指导患者选择太极拳、八段锦等运动。同时增加日晒时间，预防骨质疏松。

4.保持外阴部清洁，预防外阴、阴道炎，并掌握正确的清洗方法，水温不要过高，一般不超过体温，清洁时不能长期使用肥皂或盐等刺激性物品。

5.由于年老体弱、支持组织及韧带松弛，容易发生子宫脱垂及张力性尿失禁，应进行肛提肌锻炼，以加强盆底组织支持力（即每日早晚各一次，每次15分钟，用力做收缩肛门的动作）。

6.更年期是妇科肿瘤的好发年龄，尤其伴有异常出血及分泌物时，应定期接受妇科病普查。

医案

杨某，女，51岁，退休。

初诊日期：2019年6月17日。

主诉：月经紊乱1年，潮热汗出伴心烦失眠3个月。

现病史：患者平素月经规律，7/25～27天，量中。近1年月经紊乱，周期15～60天，行经天数7～15天。LMP 2019年3月1日。近3个月潮热汗出，心烦失眠，急躁易怒，自服坤宝丸，症状缓解不明显。

刻下症：腰酸，潮热汗出，心烦失眠，急躁易怒，二便调。舌红，苔薄少，脉沉细。

既往史：体健，否认内科病病史。

药物过敏史：否认。

婚育史：孕1产1，25年前顺产一子，现体健。

辅助检查：激素六项示PRL 3.84ng/mL，P 0.83ng/mL，T 0.12ng/mL，FSH 20.5mIU/mL，LH 14.8mIU/mL，E$_2$ 36pg/mL。甲状腺功能五项均正常。当日超声示内膜厚0.4cm，双侧附件区未见异常。

妇科检查：外阴已婚型，阴道畅，宫颈光滑，子宫前位，正常大小，活动可，双侧附件区未触及明显异常。白带常规未见异常。

西医诊断：围绝经期综合征。

中医诊断：绝经前后诸证（肝肾阴虚证）。

治法：补益肝肾，滋阴清热。

方药：生牡蛎30g，生鳖甲30g，生龟板30g，女贞子15g，旱莲草15g，生地黄10g，麦门冬10g，知母10g，黄柏6g，百合12g，白芍15g，枸杞子15g，郁金10g，合欢花10g。14剂，颗粒剂，水冲服，日1剂。

耳穴压豆：取内分泌、卵巢、神门、交感、皮质下、心、肝、脾等穴，贴敷王不留行籽，嘱其每日自行按压3次，每次每穴按压30～60秒。

体针：以肾为主，兼顾心、肝、脾三脏。肾阴虚者取肾俞、心俞、太溪、三阴交、太冲，毫针刺，用补法；肾阳虚者取关元、肾俞、脾俞、章门、足三里，毫针刺，用补法。

药膳及代茶饮：①枸杞肉丝：枸杞子30g，猪瘦肉100g，青笋30g，猪油、食盐、味精、淀粉各适量。先将肉、笋切成细丝，枸杞子洗净备用。将锅烧热，放油加热，投入肉丝和青笋爆炒至熟，再放入枸杞子和其他佐料即成。②生地黄精粥：生地黄30g，制黄精30g，粳米30g。先将生地黄、黄精水煎去渣取汁，用药汁煮粳米为粥。③甘麦大枣茶：浮小麦15g，大枣3枚，炙甘草6g，代茶饮。

二诊（2019年7月4日）：潮热汗出缓解明显，心情较前畅快，仍有腰酸痛，睡眠稍好转，二便调。舌淡红，苔薄少，脉沉细。于原方基础上加酸枣仁15g，茯神10g，桑寄生15g，杜仲12g。14剂，颗粒剂，水冲服，日1剂。服上药1个月后患者腰酸、潮热汗出、心烦失眠等症悉除。

注意事项：注意休息，忌食辛辣刺激食物，避免情绪剧烈波动，更年期宣教。

按语：患者已年逾七七之年，肾气渐亏，故腰酸，天癸竭，月事不能以时下，肝肾阴虚，虚火旺，故潮热汗出，热扰心神，故心烦失眠。舌红，苔薄少，脉沉细为肝肾阴虚之征。中医辨证为肝肾阴虚，治疗以滋补肝肾为主。其中牡蛎有重镇安神、潜阳补阴、软坚散结、收敛固涩之功效。龟甲有滋阴潜阳、益肾健骨、养血补心、止血之功，擅长滋补肾阴，兼能滋养肝阴。鳖甲有滋阴潜阳，退热除蒸，软坚散结之功。二者同用，共为君药，可滋养肝肾、平肝潜阳、养血补心、退热除蒸、软坚散结。女贞子、旱莲草、麦冬、生地黄、百合、白芍、枸杞子滋补肝肾，知母、黄柏滋肾坚阴，郁金、合欢花解郁安神。以上药物从心、肝、肾三脏着手，以滋肾养肝、交通心肾为法则，着重滋补肝肾之精血，使肾水渐充，肝得柔养，水火相济，使潮热汗出缓解，急躁焦虑不安情绪得以平复。

（五）盆腔炎

女性内生殖器官及其周围结缔组织、盆腔腹膜发生的炎症，称为盆腔炎。盆腔炎又可分为急性盆腔炎和慢性盆腔炎。若在急性期未能得到彻底治愈，则可转为慢性盆腔炎，往往日久不愈并反复发作。盆腔炎是生育期女性的常见病，不仅影响了患者的生活质量，而且给生育带来了很大的隐患，尤其是输卵管及内膜的慢性炎症，往往导致不孕或宫外孕。

中医古籍中无盆腔炎之名，根据其临床特点，可散见于"热入血室""带下病""妇人腹痛""癥瘕""不孕"等病证中。

"正气存内，邪不可干"，康佳教授认为盆腔炎为脏腑功能失调，正气虚弱，感染外邪所致。人体发病过程是体内的正气与致病因素（邪气）斗争的结果，因此本病的发病与患者的体质强弱、正气的充盛与否、邪盛的程度、病程的长短有关。本病的病机主要为经行产后，胞门未闭，正气未复之时，风寒湿热或虫毒之邪乘虚内侵，与冲任气血相搏结，蕴积于胞宫，反复进退，耗伤气血，最终生成湿、热、瘀等病理产物，内结冲任、胞宫，虚实错杂，缠绵难愈。临床治疗以扶正祛邪为主，且考虑盆腔这个特殊的病位，往往以内服中药、中药外敷及中药灌肠三法联用，同时施治。口服中药通过脾胃消化吸收治疗疾病；中药热罨包的热蒸气使局部的毛细血管扩张，血液循环加快，利用其药效和温度达到温经通络、祛瘀止痛的目的；中药灌肠是通过直肠黏膜吸收药物而治疗疾病的方法。以上为盆腔炎三联疗法，合而用之，疗效更佳。

医案 1

陆某，女，28 岁，已婚，银行工作人员。

初诊日期：2018 年 9 月 26 日。

主诉：小腹坠胀疼痛 2 个月，加重 3 天。

现病史：平素月经规律，8/28 天，量多，色暗，伴血块，轻度痛经。LMP：10 月 20 日，行经 5 天，量中，色红，腹痛明显。患者平素易怒，近 2 年反复小腹坠痛，常因情绪激动或劳累后加重。2 个月前行早孕人工流产术，此后出现小腹坠胀，近 3 天加重，伴低热，最高 37.3℃。

刻下症：小腹坠胀疼痛，心情烦躁，乏力，纳眠可，大便黏腻，小便黄，带下量多，色黄，伴异味，舌红，苔黄腻，脉滑数。

既往史：慢性盆腔炎。

药物过敏史：否认。

婚育史：孕 2 产 0。2 个月前人工流产 1 次。现工具避孕。

辅助检查：当日超声示子宫大小 4.8cm×4.5cm×4.4cm，肌层血流丰富，子宫左后方可见一囊性包块 4.5cm×3.5cm。子宫直肠窝可见积液，范围约 3.5cm×2.5cm。血常规示 C– 反应蛋白（CRP）10.0mg/L，嗜中性粒细胞比率（Gran%）78%。

妇科检查：外阴已婚型，阴道畅，中量黄带，宫颈光滑，子宫前位，正常大小，活动差，压痛明显，左附件区增厚，压痛，右附件区未触及异常。

西医诊断：盆腔炎性疾病后遗症。

中医诊断：盆腔炎性疾病（肝郁脾虚，湿热瘀阻证）。

治法：疏肝健脾，清热利湿，化瘀止痛。

方药：柴胡 10g，白芍 10g，枳壳 6g，黄芩 10g，茯苓 15g，当归 15g，皂角刺 15g，红藤 10g，虎杖 15g，香附 10g，乌药 10g，川楝子 6g，延胡索 15g，党参 10g，白术 10g。14 剂，水煎服，月经前 10 天开始口服，日 1 剂。

中药保留灌肠：红藤 15g，败酱草 15g，土茯苓 15g，车前子 15g，醋三棱 15g，醋莪术 15g，忍冬藤 20g，当归 20g，丹参 30g，皂角刺 15g。7 剂，水浓煎，灌肠。

操作方法：患者排便后取左侧屈膝卧位，臀部垫高，垫上治疗巾，暴露肛门，身体放松，肛管轻轻插入 15cm，将 25～35℃中药液 200mL 缓慢灌入，灌肠完毕后尽量减少活动，药液在体内保留时间以 1 小时左右为宜。每日睡前 1 次，经期停用。

耳穴压豆：取肝、脾、内分泌、下丘脑、子宫、卵巢等穴位贴敷王不留行籽，嘱其每日自行按压 3 次，每次每穴按压 30～60 秒。

注意事项：治疗期间避孕，禁食辛辣、羊肉等，清淡饮食，同时配合心理疏导，畅情志。

二诊（2018 年 10 月 12 日）：治疗 2 周后，患者诉小腹坠痛消失，自诉口服中药 3 天后体温恢复正常。刻下症见小腹坠胀痛消失，活动后小腹隐痛，情绪平稳，纳眠可，二便调，舌质红，苔薄黄，脉滑。辅助检查：当日超声示子宫大小 4.6cm×4.5cm×3.8m，肌层血流丰富，子宫左后方可见一囊性包块 2.0cm×1.5cm。子宫直肠窝可见积液，范围约 1.5cm×1.0cm。血常规示 CRP 8.0mg/L，Gran% 60%。妇科检查示外阴已婚型，阴道畅，少许稀薄黄带，子宫前位，正常大小，活动差，轻度压痛，左附件区轻度压痛，右侧附件区未触及异常。继续治疗 2 周。

电话随访：患者诉治疗 2 周后月经来潮，经期及经后已无腹痛及发热。

医案 2

李某，女，38 岁，已婚，销售。

初诊日期：2020 年 8 月 16 日。

主诉：小腹坠痛反复发作 5 年余，2 年未避孕未孕。

现病史：既往月经周期规律，7/30 天，量中，色红，无血块。LMP 2020 年 7 月 27 日，量色如常，经期小腹坠痛。2 年前 B 超提示双侧输卵管积液，左侧输卵管积液范围约 3.3cm×1.7cm，右侧输卵管积液范围约 1.9cm×1.0cm。因计划妊娠，2018 年 12 月于外院行输卵管造影术，提示左侧输卵管堵塞，右侧输卵管通而不畅。间断口服金刚藤颗粒治疗。现小腹坠痛反复发作，且计划妊娠，为求中医治疗，就诊于我院。

刻下症：双下腹隐隐坠胀疼痛，左侧为重，情绪激动或进食辛辣羊肉时加重，易怒，经前乳胀，纳可，眠浅，大便黏腻，小便调，带下量多，色黄。舌暗红，苔黄腻，脉弦滑。

既往史：体健，否认内科病病史。

药物过敏史：否认。

婚育史：孕 2 产 0，2013 年人工流产 1 次，2015 年胎停育清宫 1 次，近 2 年未避孕未孕。

辅助检查：当日超声示子宫正常大小，子宫旁可见迂曲血管，左侧输卵管积液范围约 3.2cm×1.5cm，右侧输卵管积液范围约 1.8cm×1.3cm，盆腔积液 1.5cm×1.0cm。CRP 5.0mg/L，血常规各项指标均正常。

妇科检查：外阴已婚未产型，阴道畅，宫颈光滑，子宫前位，正常大小，活动差，轻压痛，左附件区增厚，压痛明显，右侧附件区未触及明显异常。

白带常规：清洁度Ⅲ度，滴虫阴性，霉菌阴性，BV 阴性。

西医诊断：双侧输卵管积水，继发不孕症。

中医诊断：盆腔炎性疾病，不孕症（肝郁气滞，湿热瘀阻证）。

治法：疏肝行气，清热利湿，活血通络。

方药：柴胡 10g，香附 10g，川芎 10g，郁金 10g，红藤 12g，忍冬藤 12g，虎杖 12g，土茯苓 12g，路路通 12g，豨莶草 10g，蒲公英 12g，车前子 10g，桃仁 10g，红花 10g，枳实 10g，白术 10g，炙甘草 3g。7 剂，水煎服，月经前 10 天开始口服，日 1 剂。

中药保留灌肠：方药及方法同医案 1。

热奄包（中药热敷法）：红藤 60g，千年健 30g，透骨草 30g，丹参 30g，追地风 30g，独活 15g，羌活 15g，蒲公英 30g，败酱草 30g，蜂房 15g，红花 15g。

操作方法：把一剂药 300g 装入布袋缝好，放在清水内浸透后放在蒸锅内，开锅后蒸20分钟，取出稍凉后，药袋温度在40℃左右。将药袋放在下腹部输卵管、卵巢对应部位，如药袋过热时可先加垫毛巾隔离降温，待温度适合时再放在皮肤上。室温低时可于药包上加放热水袋，以保持恒温，防热气散失过快。每次热敷30分钟，以后每次将药袋蒸热蒸透即可使用，每剂药连续使用5次，每日1～2次。

耳穴压豆：耳穴选用肝、脾、内分泌、下丘脑、子宫、卵巢等穴位贴敷王不留行籽，嘱其每日自行按压3次，每次每穴按压30～60秒。

注意事项：嘱其治疗期间严格避孕，禁食辛辣、羊肉等，清淡饮食，同时配合心理疏导，畅情志。

二诊（2020年8月30日）：LMP 8月29日至今，量中，色红，痛经减轻。刻下症见易怒，经前乳胀明显缓解，小腹坠痛减轻，右侧小腹已无疼痛，带下量减少，色微黄，纳寐可，大便畅，小便调，舌暗红，苔薄黄，脉弦滑。继续予当前内服外敷及灌肠的方法治疗2周。

三诊（2020年9月12日）：情绪稳定，左侧小腹偶有坠痛，较前减轻，带下量正常，色清，纳寐可，大便畅，小便调，舌暗红，苔薄白，脉弦略滑。当日超声示子宫正常大小，宫旁迂曲血管减少，左侧输卵管积液范围约1.6cm×1.0cm，右侧输卵管积液消失，盆腔积液1.2cm×1.0cm。妇科检查示外阴已婚未产型，阴道畅，宫颈光滑，子宫前位，正常大小，活动可，无压痛，左侧附件区增厚，轻压痛，右侧附件区未触及明显异常。白带常规示清洁度Ⅰ度，滴虫阴性，霉菌阴性，BV阴性。改口服宫炎平片，中药灌肠及中药热敷同前，继续治疗1个月。

四诊（2020年10月15日）：LMP 2020年9月25日，行经6天，量色如常，无腹痛。刻下症见情绪稳定，右侧小腹已无疼痛，左侧小腹偶有坠痛，带下量正常，色清，纳寐可，二便调，舌暗红，苔薄白，脉弦略滑。当日超声示子宫正常大小，左侧输卵管积液范围约1.1cm×0.8cm，右侧附件区未见异常回声。月经干净后外院行输卵管造影提示左侧输卵管不通，右侧通畅。向其交代可以超声监测卵泡发育，当右侧卵巢出现优势卵泡时根据排卵时间安排同房。

按语：医案1为慢性盆腔炎急性发作，属于肝郁脾虚，湿热瘀阻型。患者平素情绪容易波动，肝气不舒，肝郁而致脾虚，正气不足，运化水湿不利，人工流产时感受外邪，热入血室，热与湿互结，下注胞宫、胞脉，日久成瘀，即形成了肝郁脾虚、湿热瘀阻的慢性盆腔炎。旧病未愈，再次人工流产，湿热之邪乘虚而入，加重病情，湿热更盛，发为小腹坠痛、低热。方药由四逆散、金铃子散与软坚散结、清热利湿的药物组成。四逆散出自《伤寒论》，原方主要治疗阳郁厥逆证，现代更多用来疏肝理脾。原方包括四味药：柴胡、白芍、枳实、甘草。柴胡疏肝解郁，清透郁热；白芍养血敛阴，二药相配，一升一敛，郁热得以发散而阴津不受损伤，枳实疏肝行气，甘草健脾和中，调和诸药，与芍药相配，柔肝缓急止痛。全方升中有收，配伍得当，共奏透邪解郁、疏肝理脾和胃之功。慢性盆腔炎的病程较长，病情容易反复，女性因此更容易产生烦躁、抑郁等情绪。四逆散有调节情志，疏散肝郁之气的作用。金铃子散载于《素问病机气宜保命集》，主治气滞疼痛。在本方中起配合四逆散调畅气机，行气止痛的作用。患者左附件区有囊性包块，康佳教授用皂角刺、红藤、虎杖等活血化瘀、清热利湿、消癥散结之品；初诊时患者有低热，加用黄芩，与柴胡相伍疏肝退热。同时应用清热利湿、活血化瘀的中药灌肠增加清热利湿、软坚散结、活血化瘀的作用。两法同用，异曲同工，提高疗效。

医案2为肝郁气滞、湿热瘀阻型慢性盆腔炎，病程日久，入络成瘀，《金匮要略·水气病脉证治》指出："血不利则为水。"唐容川《血证论》言"水病可以累血，血病可以累水""治水即以治血，治血即以治水"。血水同源，瘀血可以导致水湿内停，内停之水可以形成瘀血，互为因果。本例慢性盆腔炎患者则为瘀血内停，久而形成输卵管积水。治疗当以祛瘀利水为最终目标。组成人体的物质基础无非气、血、水。气为血之帅，血水同源，故气推动血水在脉中正常循行，若气的功能出现异常，则血水的代谢亦出现异常。故治疗当以行气为主，气行则血行，气停则血止。气的充盛、通达不仅助生理之血运行于脉中，还可促瘀滞败血速去其体，活血通络，祛瘀生新，促进输卵管的修复与疏通；同时，气能摄血，能防止瘀血日久，血行脉外。总之，运血者，即为气，无气之统帅之功，则瘀血与水湿内停。欲去瘀血，除活血外，法当配以行气，且行气与活血临床多相须为用。本例中患者因湿热下注，瘀血阻络，胞脉气机不通，积为水湿。方中柴胡、郁金、香附、川芎理气行血，使肝气条达，气机通利，湿热无所依存，枳实、桃仁、红花破瘀消癥，豨莶草祛风除湿，路路通、丝瓜络、红藤、忍冬藤活血通络，车前子、蒲公英、虎杖、土茯苓清热利水，引邪下行。加入白术、茯苓补气健脾，扶助正气以燥湿利水，诸药共奏疏肝行气、清热利湿、活血通络之功。

中药热敷法即把中药装入药袋浸湿，蒸热后放在患病局部，进行热敷熏熠治疗疾病的一种方法。通过罨包的热蒸气使局部的毛细血管扩张，血液循环加快，利用其药效和温度达到温经通络、调和气血、祛瘀止痛、调和脏腑的目的。通过多年实践，康佳教授对传统的热敷熏熠法进行了改进，运用于盆腔炎、痛经等的治疗，取得了较满意的效果。

（六）癥瘕

妇科癥瘕包含了各种妇科良性肿瘤，病种较多，相当于西医学的子宫平滑肌瘤、卵巢囊肿、盆腔炎性包块、子宫内膜异位症、结节包块等，是妇科常见病、疑难病。妇人下腹结块，伴有或胀、或痛、或满、或异常出血者，称为癥瘕。癥者有形可征，固定不移，痛有定处；瘕者假聚成形，聚散无常，推之可移，痛无定处。一般以癥属血病，瘕属气病，但临床常难以划分，故并称癥瘕。

康佳教授认为癥瘕的形成，多与脏腑功能失调或感染外邪，导致人体气、血、水运行失调有关，证候以气滞、血瘀、痰湿等多见。但此类病往往病程日久，气滞、瘀血、痰湿互相影响，互为因果，互相兼夹。治疗以盛通为法，将恢复脏腑的功能状态贯穿始终，同时应用理气、化瘀、祛痰、利湿等法。

正如《医学入门·妇人门》指出："善治癥瘕者，调其气而破其血，消其食而豁其痰，衰其大半而止，不可猛攻峻施，以伤元气，宁扶脾胃正气，待其自化。"

医案 1

李某，女，48 岁，职员。

初诊日期：2021 年 3 月 18 日。

主诉：发现小腹部肿块 1 年，伴月经量增多半年。

现病史：患者平素情绪急躁易怒，月经规律，5 ～ 6/28 ～ 30 天，量中。2 年前体检腹部超声示多发性子宫肌瘤，较大者位于宫底肌层，大小约 2.5cm×2.5cm。此后未定期复查。近半年月经量增多，7 ～ 9/26 ～ 28 天，量多，色暗，伴血块。LMP 2021 年 2 月 28 日，前 3 天量多，夜间需用两片卫生巾，色暗，血块，经期持续 9 天净，经前、经期下腹胀痛，经前 1 周乳房胀痛，眠差纳少，大便干，2 日一行，小便调，舌质暗，苔黄，脉弦滑。

既往史：体健，否认内科病病史。

药物过敏史：否认。

婚育史：孕 3 产 1。

辅助检查：当日超声示子宫多发肌瘤，最大者位于宫底肌层，大小约 5.7cm×4.3cm，内膜厚 1.0cm，双侧附件区未见异常。

妇科检查：外阴已婚型，阴道畅，宫颈光滑，子宫后位，增大，活动可，于宫底可触及如鸡卵大小包块，质硬；双侧附件区未触及明显异常。

西医诊断：子宫多发平滑肌瘤。

中医诊断：癥瘕（气滞血瘀，痰瘀互结证）。

治法：理气活血，软坚散结。

方药：桂枝 12g，茯苓 12g，桃仁 12g，牡丹皮 12g，川芎 12g，白芍 15g，当归 12g，醋莪术 10g，僵蚕 10g，蝉蜕 6g，熟大黄 8g，姜黄 10g，鸡内金 12g，浙贝母 10g，白术 10g，炒神曲 12g。7 剂，颗粒剂，水冲服，日 1 剂。

耳穴压豆：选取内生殖器、子宫、交感、肝、肾、腹、三焦等穴位贴敷王不留行籽，嘱其每日自行按压以上穴位 3 次，每次每穴按压 30 ～ 60 秒。

药膳调理：桃红鳝鱼汤。桃仁 12g，红花 6g，鳝鱼丝 250g。桃仁、红花加水煎汁去渣。鳝鱼丝爆炒后加鲜汤及药汁同煮，喝汤吃鳝鱼丝。能活血消瘤，补肾养血。适用于子宫肌瘤，经血有块，经血不畅者服用。

注意事项：禁食寒凉、辛辣、羊肉等，清淡饮食，勿乱服各种含雌激素类的保健品；起居有常，保持心情舒畅。

二诊（2021 年 3 月 25 日）：月经量多，色暗，小腹坠胀痛，经前乳胀减轻，舌质暗，苔黄，脉弦滑。上方去桂枝、桃仁、莪术等活血破血之品，加鳖甲 15g 加强软坚散结的作用，益母草 20g 促进子宫收缩，减少出血量，九香虫 10g，乌药 10g 加强温通行气止痛之功，7 剂。

三诊（2021 年 4 月 1 日）：行经 6 天，现血止 1 天，量较前减少，色暗，血块减少，小腹坠胀痛较前减轻，舌质暗，苔薄黄，脉弦滑。继续予初诊方（鳖甲易莪术）口服 14 天。

此后，皆为二诊方与三诊方交替服用，经期用二诊方，非经期用三诊方，连续口服 3 个月，月经 5 ～ 6/26 ～ 28 天，量较前减少 1/3，色红，少许血块，小腹坠胀痛及经前乳胀已无，2021 年 7 月 5 日复查超声示子宫多发肌瘤，最大者位于宫底肌层，大小约 3.5cm×2.0cm，内膜厚 0.6cm，双侧附件区未见异常。遂改为口服桂枝茯苓丸合保和丸。

按语：患者平素情绪急躁易怒，加之近七七之年，肝血不足，肝体失于濡养，肝的疏泄功能失调，阻滞气血运行，而成气滞血瘀，肝木克脾土，则成肝郁脾虚之势，脾虚痰湿内生，瘀血、痰湿互结阻滞胞宫冲任，积结日久，结为肿块。瘀血内停，损伤脉络，络伤血溢，故而月经量多，经期延长。

方用升降散合桂枝茯苓丸加减。康佳教授临床重视气机的运行，以白芍、当归养血柔肝，恢复肝体阴用阳的功能，同时加用升降散，通过升清降浊以恢复机体气机的正常运行，从而治愈疾病。桂枝茯苓丸出自《金匮要略》，具有化瘀生新，调和气血之功效。主治"妇人宿有癥病，经断未及三月，而得漏下不止，胎动在脐上者，为癥瘤害"。《金匮要略方论》言桂枝茯苓汤为化瘀消癥之缓剂。方中以桃仁、牡丹皮活血化瘀；配伍等量之白芍，以养血和血，庶可去瘀养血，使瘀血去，新血生；加入桂枝，既可温通血脉以助桃仁之力，又可得白芍以调和气血；以茯苓之淡渗利湿，寓有湿祛血止之用。综合全方，乃化瘀生新、调和气血之剂。方中加入鸡内金、浙贝母，有化痰软坚散结之功，为康佳教授治疗子宫肌瘤的要药。加入白术、炒神曲健脾益气，固护脾胃，以绝生痰之源。

医案 2

吕某，女，43 岁。

初诊日期：2020 年 6 月 11 日。

主诉：月经量增多 3 个月。

现病史：患者既往月经规律，5～6/29～32 天，量中。2017 年 3 月因月经量较前增多一倍于外院就诊，超声提示子宫内膜增厚，子宫内膜息肉不除外。2017 年 5 月行宫腔镜检查提示子宫内膜息肉，同时行内膜息肉切除术，术后经量正常。2019 年 5 月超声提示子宫内膜息肉复发，再次行宫腔镜内膜息肉切除术，术后月经量恢复正常。近 3 个月再次出现月经量增多，7 天净，LMP 2020 年 5 月 15 日，行经 7 天，量多，色暗，伴血块，小腹胀痛。今日就诊于我院，超声示内膜息肉不除外。

刻下症：经前乳胀，易怒，伴有头晕、心慌，纳可，眠佳，二便调，舌红，苔白厚，脉弦滑。

既往史：体健，否认内科病病史。

药物过敏史：否认。

婚育史：孕 0 产 0，工具避孕。

妇科检查：外阴已婚未产型，阴道畅，宫颈轻度糜烂，子宫后位，正常大小，双侧附件区未触及明显异常。

辅助检查：当日超声示内膜厚 1.5cm，回声不均，子宫中段似可见一中强回声团，大小约 1.0cm×0.5cm，考虑内膜息肉不除外。血常规示 HGB 90g/L。

PBAC 评分 130 分。

西医诊断：子宫内膜息肉，贫血。

中医诊断：癥瘕，月经过多（气滞血瘀，痰瘀互结证）。

治法：行气活血，软坚散结。

方药：桃仁 10g，红花 10g，泽兰 10g，乌梅 12g，小茴香 10g，生牡蛎 20g，川牛膝 12g，赤芍 12g，丹参 15g，莪术 10g，浙贝母 10g，莱菔子 12g，白芥子 12g，三七 3g，艾叶炭 10g，甘草 3g。10 剂，颗粒剂，水冲服，日 1 剂。

建议月经干净后复查超声。

二诊（2020 年 6 月 22 日）：LMP 6 月 14 日，行经 6 天，量较前减少，色暗，血块少许，PBAC 评分 95 分。当日超声示内膜厚 0.65cm，回声不均，子宫中段似可见一中强回声团，大小约 0.6cm×0.5cm，考虑子宫内膜息肉不除外。目前处于经后期，血海空虚，应在行气化瘀、软坚散结的基础上，酌加补气养血之品，上方去桃仁、红花，加生黄芪 20g，当归 10g；再顺应月经周期规律，加入熟地黄 15g，桑寄生 15g，以补肾填精养血。按此法循月经周期服药。

三诊（2020 年 8 月 21 日）：LMP 8 月 12 日，行经 6 天，PBAC 评分 80 分，查超声示内膜厚 0.6cm，回声均匀。

按语：子宫内膜息肉，西医学认为是由子宫内膜局部血管或结缔组织异常增生所致，表现为突出于子宫腔内的单个或多个局限性肿物。当息肉直径≥1cm 时，宫腔镜下内膜息肉电切术为中青年女性的首选治疗方法。如果息肉直径<1cm 可以口服中药软坚散结治疗，观察效果，如果息肉消，月经量恢复正常，可无须手术治疗。

清代徐灵胎在《医学源流论》中指出："天下有同此一病，而治此则效，治彼则不效，且不惟无效，而反有大害者，何也？则以病同而人异也。夫七情六淫之感不殊，而受感之人各殊，或身体有强弱，质性有阴阳，生长有南北，性情有刚柔，筋骨有坚脆，肢体有劳逸，年力有老少，奉养有膏粱藜藿之殊，心境有忧劳和乐之别。"康佳教授在临证时，对子宫内膜息肉术后的患者，根据体质的强弱，病程的长短，服药时间与月经周期的关系，酌用攻补。其攻者，以化痰、祛瘀为法，其补者，以补肾养血、健脾益气为法。新病体质较强者可攻破，久病体质较弱者，可攻补兼施，或先攻后补，或先补后攻。

本例患者既往2次子宫内膜息肉手术，就诊时正值经前期，超声提示子宫内膜息肉不除外。患者平素属肝郁体质，肝郁气机不畅，气滞而阻碍血液运行，形成瘀血，阻滞冲任胞宫，瘀结成块，瘀血阻络，损伤胞络，血溢脉外，而月经量多。又血水同源，瘀久水停，聚而为痰，痰瘀互结为癥瘕。清代唐宗海《血证论》云："癥者，常聚不散，血多气少，气不胜血故不散，或纯是血质，或血中裹水，或血积既久亦能化为痰水。"阐述痰瘀互结的成因，是由于气滞血瘀阻碍周身津液的正常输布，浊凝成痰，日久可导致痰瘀互结，形成癥瘕。康佳教授认为本病处方时应祛瘀与化痰并重。方中桃仁活血祛瘀，用于治疗多种瘀血阻滞之证，红花味辛性温，专入血分，擅活血通经，祛瘀止痛，小量和血，中量活血，大量破血。桃仁、红花合用，出自《医宗金鉴》桃红四物汤。桃仁破瘀力强，红花色赤，行血力胜，二药相互促进，活血通经、祛瘀生新的力量增强。白芥子豁痰力强，利气畅膈，莱菔子降气祛痰，二者相合，气行痰消。乌梅酸涩收敛，蚀恶肉；小茴香温经散寒、通达下焦，赤芍助活血祛瘀之力，川牛膝入血分，性善下行，能祛瘀血，通血脉，并引瘀血下行。牡蛎软坚散结，善消血瘀气滞之癥瘕痞块，浙贝母可增强软坚散结之力，助息肉消散。丹参活血调经而不留瘀，有使瘀血去、新血生之义。三七粉收敛止血，防止活血太过，艾叶炒炭，温经止血，且有补血之功，全方通涩并用。月经干净后补气养血，补肾调经，祛瘀化痰同施。

（七）子宫内膜异位性疾病

子宫内膜异位性疾病包括子宫内膜异位症和子宫腺肌病，两者均由具有生长功能的异位子宫内膜所致，临床上常可并存。具有活性的子宫内膜组织出现在子宫内膜以外的部位时称为子宫内膜异位症。子宫腺肌病是指子宫内膜腺体及间质侵入子宫肌层，在激素的影响下伴随周期细胞的代偿性肥大，肌纤维结缔组织增生而发生出血，形成弥漫性病变或局限性病变的疾病，其临床表现为进行性加重的痛经，月经量多，子宫增大，继而引发不孕等。

子宫内膜异位性疾病在中医学属于"痛经""癥瘕""不孕"等范畴，子宫、冲任常为痛经的主要部位。

本病病因病机关键在于瘀，瘀血留阻胞宫，气血不行，不通则痛，故见痛经；瘀血日久，形成癥瘕；瘀血不去，新血不能归经，因而月经量多，经期延长，甚则漏下不止。如《妇人大全良方》曰："妇人腹中瘀血者，由月经闭积，或产后余血未尽，或风寒滞瘀，久而不消，则为积聚癥瘕矣。"康佳教授认为瘀血阻滞为本病痛经的关键，而致瘀之本在于肝郁气滞及肾阳亏虚。瘀血形成之根本原因：其一，肝郁气滞，气滞血瘀，瘀阻冲任，日久结为癥瘕，血行不畅，经前、经时气血下注冲任，胞脉气血更加壅滞，不通则痛；其二，阳气不足，温通作用下降，冲任气血运行不畅而成瘀。正如《素问·调经论》云："气血者，喜温而恶寒，寒则泣不能流，温则消而去之。"肾乃水火之宅，内藏元阴元阳，为人体脏腑阴阳之本。"五脏之阳气，非此不能发"，冲任之本在于肾。肾阳亏虚，机体失于温煦，则气血运行不畅，胞宫冲任失于温养而虚寒内生，血液凝涩而成瘀，瘀积日久形成癥瘕，故见子宫体均匀增大，临床表现为腰酸、小腹寒凉、手足不温、脉沉细等症状。

医案 1

许某，女，37 岁，已婚，职员。

初诊日期：2017 年 6 月 22 日。

主诉：经期腹痛 1 年，加重半年。

现病史：患者平素月经规律，5 ～ 6/21 ～ 25 天，量中，色暗，有大量血块。LMP 2017 年 6 月 16 日至 6 月 20 日，量中，色暗，月经前 2 天小腹胀痛，

VAS 评分 7 分，伴肛门坠胀，无恶心呕吐。

刻下症：易怒，经前乳房胀痛，性交痛，纳可，眠差，二便调。舌暗红，舌尖瘀点，苔白，脉弦。

既往史：体健，否认内科病病史。

药物过敏史：否认。

婚育史：孕 2 产 2，均为剖宫产，现工具避孕。

妇科检查：外阴已婚型，阴道畅，宫颈光滑，宫体后位增大，质硬，左侧附件区可触及包块大小约 2cm×2cm，轻压痛，右侧附件区未触及异常。

辅助检查：2017 年 5 月 20 日超声示子宫 6.2cm×5.8cm×5.6cm，回声欠均，肌层可见短线样回声，左卵巢内密集点状回声，大小约 2.6cm×2.3cm，提示子宫腺肌病，左卵巢巧克力囊肿？ CA–125 49.1U/mL。

西医诊断：子宫腺肌病，左卵巢子宫内膜异位囊肿。

中医诊断：痛经，癥瘕（气滞血瘀证）。

治法：行气活血，化瘀止痛。

方药：柴胡 12g，郁金 10g，枳壳 12g，夏枯草 12g，赤芍 12g，丹参 10g，香橼 10g，荔枝核 12g，延胡索 12g，九香虫 10g，浙贝母 10g，生甘草 3g，桂枝 10g，茯苓 12g。14 剂，水煎服，月经前 10 天开始口服至月经干净后停服，日 1 剂。

穴位贴敷：神阙穴进行穴位贴敷（处方：丁香、肉桂、细辛、延胡索、川芎、红花各等分），每周 2 次。

耳穴压豆：耳穴选用肝、脾、内分泌、下丘脑、子宫、卵巢等穴贴敷王不留行籽，嘱其每日自行按压 3 次，每次每穴按压 30～60 秒。

同时配合心理疏导，嘱患者畅情志。

二诊（2017 年 7 月 20 日）：LMP（2017 年 7 月 10 日至 7 月 14 日），量中，色暗，痛经较上月明显缓解，仅月经第 1 天有小腹胀痛，VAS 评分 3 分，无恶心呕吐。刻下症见仍易怒，但经前乳房胀痛缓解，无性交痛，纳可，眠差，二便调。舌暗红，舌尖瘀点，苔白，脉弦。治以行气活血，化瘀止痛。

方药：柴胡 12g，郁金 10g，枳壳 12g，夏枯草 12g，赤芍 12g，丹参 10g，香橼 10g，荔枝核 12g，延胡索 12g，九香虫 10g，佛手 12g，生甘草 3g，桂枝 10g，茯苓 12g，乌药 10g，合欢皮 12g。14 剂，水煎服，月经前 10 天开始口服至月经干净后停服，日 1 剂。

中医外治法同前。

按语：痛经有原发性痛经与继发性痛经之分，前者又称功能性痛经，系指生殖器官无明显器质性病变者，后者多继发于生殖器官的某些器质性病变，如盆腔子宫内膜异位症、子宫腺肌病、慢性盆腔炎等。临床需要明确痛经原因，进行针对性的治疗。根据患者临床表现及辅助检查可以诊断为子宫内膜异位症，该患者有异位症相关性痛经及卵巢子宫内膜异位囊肿，按照《子宫内膜异位症中西医结合诊治指南》，痛经伴附件包块，并且直径＜4cm，中医药为一线治疗。从中医学角度而言，本病的发生与冲任、胞宫的周期性生理变化密切相关。

主要病因在于邪气内伏或精血素亏，更值经期前后冲任二脉气血的生理变化急骤，导致胞宫的气血运行不畅，不通则痛，或胞宫失于濡养，不荣则痛。常见的分型有肾气亏损、气血虚弱、气滞血瘀、寒凝血瘀和湿热蕴结。

唐荣川《血证论》曰："既然是离经之血，虽清血、鲜血，亦是瘀血。"子宫内膜异位症的主要病机是离经之血（即瘀血）阻滞胞宫、冲任。血瘀既是贯穿该病发生发展过程中的中心环节，也是病理基础。瘀血阻滞，气血运行不畅，不通则痛，引发痛经；瘀血内停，阻滞冲任胞宫，不能摄精成孕，故婚久不孕；瘀滞日久，则成癥瘕。

本例患者素性抑郁，或郁怒伤肝，肝郁气滞，气滞血瘀，瘀滞冲任，日久结为癥瘕；血行不畅，经前经时气血下注冲任，胞脉气血更加壅滞，不通则痛；治疗以四逆散为主加减，以行气活血，化瘀止痛。加香橼、延胡索、荔枝核以疏肝理气止痛；九香虫、丹参温阳活血止痛；桂枝、茯苓、浙贝母以活血化痰消癥。配合中医多途径疗法（穴位敷贴、耳穴压豆、心理疏导等）能充分体现整体观念、身心同治的治疗优势，治疗时顺应胞宫藏泻的生理规律，经前 10 天开始治疗，疗效显著，本例患者服药 14 剂后痛经 VAS 评分由 7 分下降至 3 分，疗效可见一斑。复诊时效不更方，仍以四逆散为主加减治疗，以期疼痛止，包块消。

医案 2

刘某，女，28 岁，已婚，外企职员。

初诊日期：2021 年 9 月 9 日。

主诉：继发性痛经 2 年，逐渐加重。

现病史：患者既往月经规律，5～6/28～30 天，量中，色红，少许血块。入职工作后，由于夏季办公室空调温度低，自此出现畏寒怕冷，经期腰腹凉。2 年前出现继发性痛经，且逐渐加重，LMP 2017 年 8 月 18 日，行经 6 天，量中，色暗，伴血块，前 2 天痛经明显，腰腹冷痛，放射至大腿内侧，VAS 评分 8 分，需口服止痛药。今日于我院就诊，盆腔超声示子宫腺肌病合并腺肌瘤，子宫肌瘤。

刻下症：腰酸，小腹凉，手足不温，纳眠可，大便不成形，小便频数，舌质紫暗，苔白，脉沉弦。

既往史：体健，否认内科病病史。

药物过敏史：否认。

婚育史：孕 2 产 1，2017 年 10 月人工流产 1 次，2018 年 10 月剖宫产 1 次。

妇科检查：外阴已婚型，阴道畅，宫颈光滑，宫体后位，增大，质硬，活动差，双侧附件区未触及异常。

辅助检查：当日超声示子宫后位，大小 7.9cm×7.0cm×7.4cm，肌层回声不均，后壁肌层有紊乱回声团，范围约 3.1cm×2.8cm，后壁浆膜下见一低回声结节，大小约 2.4cm×1.8cm，内膜 1.2cm。CA-125 88.01U/mL。

西医诊断：痛经，子宫腺肌病合并腺肌瘤，子宫肌瘤。

中医诊断：痛经，癥瘕（肾虚血瘀）。

治法：温肾助阳，化瘀止痛。

方药：葫芦巴 12g，乌药 10g，橘核 10g，小茴香 10g，九香虫 10g，丹参 15g，浙贝母 10g，鬼箭羽 12g，莪术 12g，桃仁 12g，香附 10g，片姜黄10g，川牛膝 10g。14 剂，水煎服，日 1 剂，经期加入蒲黄炭 10g，五灵脂10g，以加强活血化瘀止痛之功。

穴位贴敷：神阙穴进行穴位贴敷（处方：丁香、肉桂、细辛、延胡索、川芎、红花各等分），加艾条灸，每周 2 次。

耳穴压豆：耳穴选用肝、脾、内分泌、下丘脑、子宫、卵巢等穴位贴敷王不留行籽，嘱其每日自行按压 3 次，每次每穴按压 30～60 秒。

注意事项：嘱其避风寒，注意保暖，禁食冷饮及寒凉食物。

二诊（2021 年 9 月 23 日）：LMP 9 月 16 日，行经 6 天，量中，色红，伴少许血块，腰腹冷痛好转，VAS 评分 5 分，手足凉，大便成形，舌质紫暗，苔白，脉沉细弦。月经干净后口服桂枝茯苓丸，经前 10 天改口服初诊方治疗，余中医治疗方法同前。按此法循月经周期服药，以期佳效。

按语：康佳教授认为瘀血阻滞，不通则痛，为本病痛经产生的关键，致瘀之本在于肝郁气滞及肾阳亏虚。本病例瘀血形成之根本原因为肾虚血瘀。患者既往行剖宫产及人工流产术，损伤肾气，肾气亏损，阳气不足，温煦失职，血行迟滞，瘀血阻滞胞宫、冲任而发病；且患者肾气损伤，正气虚，又外寒内侵，肾阳更亏，寒性收引，损伤脉络为瘀，瘀血阻络日久成块，发为子宫腺肌病、子宫肌瘤，瘀血内阻，血行不畅，当经期气血急剧变化的时候，不通则痛。治疗以盛、通为法，温肾助阳，化瘀止痛。

方中葫芦巴味苦，性温，归肾经，有温肾、祛寒、止痛之功，属于补虚药中的补阳药。多用于治疗肾虚导致的腰酸腿软、下肢无力，特别是下肢发凉、冬季的手脚冰凉。《本草纲目》载其"益右肾，暖丹田"。巴戟天味甘、辛，性微温，归肾、肝经，可补肾阳、强筋骨、祛风湿，为治肾阳虚弱、下元虚冷诸症之要药。乌药性温，具有顺气止痛、散寒温肾之功。小茴香味辛，性温，归肝、肾、膀胱、胃经，有温肾暖肝、行气止痛和胃之功。九香虫性温，味咸，归肝、脾、肾经，有理气活血、温肾助阳之功。五药合用，共为君药，温阳止痛。丹参、浙贝母、鬼箭羽、莪术合用，破血活血、软坚散结，为臣药。片姜黄辛温相合，能外散风寒，内行气血，故有破血行气、通络止痛、祛风疗痹之效。香附味甘，性辛，具有疏肝解郁、理气宽中、调经止痛之功。橘核性平，有软坚散结，理气止痛之功。桃仁味苦、甘，有小毒，归心、肝、大肠经，有活血祛瘀、润肠通便之功。所谓气行则血行，此四药合用，加强行气活血之力，使瘀血去，冲任、胞脉气血运行通畅，则疼痛可除。川牛膝为引经药，既能活血，引血下行，又能引火归原，引诸药下行，温养肾阳，活血止痛为使药。本方攻补兼施，阳气得温，瘀血得化，而疼痛自愈，疗效甚佳。

（八）乳癖

乳腺增生症（hyperplasia of mammary gland，HMG）是一种良性乳腺疾病，由乳腺正常发育和退化过程失常导致，其本质是由于乳腺组织和间质不同程度地增生及复旧不全所致的乳腺正常结构紊乱。目前对于 HMG 的病因及发病机理尚不十分明确，内分泌激素紊乱一直被认为是主要因素。发病机理考虑与患者体内激素环境的变化有关，该类患者血清雌激素及 PRL 水平较高，而孕激素水平较低，造成雌激素、孕激素水平失衡。

乳腺增生症可归于中医学"乳癖"范畴。传统中医学认为乳癖多因情志不遂、肝郁气滞、肝肾亏虚、冲任失调、阳虚痰湿内结而产生，导致气滞、血瘀、痰凝，经脉阻塞而成结块。病位在乳房，病性属于本虚标实，其标在肝，其本在肾。与肝、脾、肾及冲任二脉有关。女性以肝为先天，肝主疏泄，调畅气机，能调畅情志，若情志不畅，肝失疏泄，气机郁结，津液输布失常，聚液成痰，终形成肝郁痰凝之证。肝郁使乳络气机阻滞，气血运行不畅，导致气滞血瘀，痰凝互结，发为本病。

医案

姚某，女，29 岁，已婚，职员。

初诊日期：2020 年 5 月 21 日。

主诉：经前乳房胀痛半年余。

现病史：患者 14 岁初潮，3～4/30～60 天，量少，色暗红，夹有血块，痛经。半年前因亲人突然离世，其后出现经前 1 周双侧乳房胀痛。LMP 2020 年 5 月 12 日。就诊时为经后 1 周。

刻下症：双侧乳房胀痛，时有胸闷胁痛，心烦易怒，纳谷不香，夜寐欠安，二便调。舌质胖大，尖红，苔白腻，脉弦滑。

既往史：体健，否认内科病病史。

药物过敏史：否认。

婚育史：孕 0 产 0，现工具避孕。

辅助检查：乳腺超声示乳腺增生，左乳腺结节，大小约 1.3cm×0.9cm，边界清楚。

西医诊断：乳腺增生症。

中医诊断：乳癖（肝郁气滞，痰瘀互结证）。

治法：疏肝通络，化痰散瘀。

方药：白芥子 12g，莱菔子 12g，浙贝母 10g，夏枯草 12g，路路通 12g，丝瓜络 12g，泽兰 10g，桃仁 12g，土茯苓 12g，丹参 12g，白芍 15g，当归 12g，香橼 10g，香附 10g，月季花 10g，郁金 10g。14 剂，于月经前 10 天开始服用，至月经干净后停止服用，日 1 剂，水煎服。

二诊（2020 年 8 月 24 日）：服用上方 3 个月经周期后，经前乳胀消失，月经量较前增多，行经 5 天，色红，无血块，痛经明显减轻。当日超声示乳腺增生消失，左乳腺结节，大小约 0.5cm×0.3cm，边界清楚。

按语：《疡科心得集》有"有乳中结核，形如丸卵，不疼痛，不发寒热，皮色不变，其核随喜怒消长，此名乳癖"的记载。女性多忧思，肝气郁结，思虑伤脾，痰湿内生，血行不畅，留而成瘀，痰瘀互结，发为本病。从经络而言，乳头属足厥阴肝经，乳房属足阳明胃经，肝气郁结，横逆犯胃，患者食欲不佳。《灵枢·经脉》记载足厥阴肝经"循股阴、入毛中，过阴器，抵小腹，夹胃、属肝、络胆，上贯膈，布胁肋"。本患者肝气不畅，痰瘀互结，从而使肝经循行之处的脏器功能均受到影响，出现胸闷胁痛，乳胀乳痛，经行腹痛等症状。

唐容川《血证论》谓"须知痰水之壅，由瘀血使然""痰亦可化为瘀""血积既久，亦能化为痰水"。叶天士亦指出：经年累月，外邪留着，气血皆伤，其化为败瘀凝痰，混处经络。作为致病因素的痰、湿、瘀血，常相互转化，或因瘀血而产生痰湿，或因痰湿而形成瘀血，到了后期，一般多为痰瘀同病，且互结难解。

康佳教授认为，痰瘀互结所产生的疾病，一定要痰瘀同治，二者并重，方能速效。方中白芥子、莱菔子、浙贝母、夏枯草化痰散结，泽兰、土茯苓、桃仁等活血利水，瘀血得去，血行得畅，则水湿易消，水湿利，气机畅，则瘀血易散。路路通味苦，性平，归肝、肾经，祛风湿、通经络，利水除湿，《本草纲目拾遗》记载"枫果去外刺皮，内圆如蜂窝，即路路通。其性大通十二经穴"。其通经、通气、通乳皆有所长，与丝瓜络同用为康佳教授常用的配伍，多用于通乳及治疗乳腺增生症。当归味甘、辛，性温，入心、肝、脾经，辛甘温润，辛温散寒，为血中之气药。它既补血养血，又能柔肝活血止痛。白芍酸甘敛阴，入肝经，与当归同用，共奏养血柔肝之功。方中加青皮、月季花、香橼等疏肝理气之品，配合心理疏导，使患者情绪得到缓解，气机调畅，以助祛痰化瘀之力。

（九）外阴色素减退性疾病

外阴色素减退性疾病，是一组以瘙痒为主要症状、外阴皮肤色素减退为主要体征的外阴皮肤疾病，为外阴部位的非肿瘤性皮肤病变之一，40岁以后女性多见。临床症状主要以阴痒，皮肤黏膜变白、粗糙、萎缩或增生皲裂，失去正常光泽、弹性为特征。由于病因不明，治疗效果不佳。因此诸多患者寄希望于中医药的治疗。

中医学没有"外阴色素减退性疾病"的病名，后世医家多认为其与"阴痒""阴疮"等病相似。隋代巢元方详细论述了阴痒的病因病机，提出内为脏气虚，外为风邪虫蚀所为。由此可见，本病发病的病因可分为内因和外因，内因为肝经湿热、肝肾阴虚；外因则是风邪及虫蚀所害，如何辨病与辨证结合，利用中医药的优势为患者解决病痛，成为一个值得思考的问题。

康佳教授从经络循行角度思考，认为本病与肝、肾、脾三脏相关：①与肝脏的关系。如《灵枢·经脉》言"肝足厥阴之脉，起于大指丛毛之际……循股阴，入毛中，环阴器"，肝主藏血，肝血亏虚，阴部肌肤失养，不荣而致痒。②与肾脏的关系。《景岳全书》曰："肾为胃关，开窍于二阴。"肾主藏精，若肾虚，外阴必受其影响。《诸病源候论》记载："肾荣于阴器，肾气虚，不能制津液，则汗湿，虚则为风邪所乘，邪客腠理，而正气不泄，邪正相干，在于皮肤，故痒，搔之则生疮。"③与脾脏的关系。《素问·痿论》云："前阴者，宗筋之所聚，太阴阳明之所合也。"脾胃合于前阴，又为后天之本，气血生化之源，正所谓"阳明者，五脏六腑之海"，若阳明气血不足，外阴组织失于濡养，故出现阴痒、皮肤增厚或萎缩等。

康佳教授从疾病特点分析，认为湿热为本病致病之外邪。《女科经纶》记载："妇人阴痒，多属虫蚀所为，始因湿热不已。"若饮食不节，损伤脾胃，湿浊内盛，或久居湿地，均可致水湿停聚。因湿性重浊、黏滞、趋下，易袭阴位，日久化热，再则生虫，湿热熏蒸，虫毒侵蚀则瘙痒难忍，皮肤增厚如革。

医案

郭某，女，60 岁，已婚，退休。

初诊日期：2020 年 7 月 16 日。

主诉：外阴色素脱失伴阴痒 10 余年，肿痛瘙痒 1 个月。

现病史：患者绝经 12 年，绝经 2 年后出现外阴色素脱失伴阴痒，反复于西医院治疗效果不佳。近 1 个月瘙痒加重，自行用盐水高温熏洗后，症状不轻反重，以至于外阴多处搔抓后破溃。为求中医治疗，于我院就诊。

刻下症：外阴肿痛瘙痒，破溃，眼干，咽干口燥，腰膝酸软，纳可，眠差易醒，大便偏干，小便色黄，带下量少。舌质红，苔薄黄，脉沉细略滑数。

既往史：体健，否认内科病病史。

药物过敏史：否认。

婚育史：孕2产1，1992年自然分娩一女，现体健，人工流产1次。

妇科检查：大小阴唇皮肤均呈白色，皮革样改变，抓痕明显，可见搔抓破溃面，肛周也有同样皮损，无分泌物。因外阴萎缩明显，且有破溃面，患者拒绝阴道检查及内诊。

西医诊断：外阴色素减退性疾病。

中医诊断：阴痒（肝肾阴虚，瘀血阻络证）。

治法：滋补肝肾，化瘀止痒。

口服方药：熟地黄12g，山萸肉12g，女贞子12g，旱莲草12g，制首乌12g，山药20g，鸡血藤12g，丹参15g，生黄芪15g，白及10g，蛇床子10g，地肤子10g，白鲜皮15g，炒酸枣仁15g。14剂，水煎服，日1剂。

外用方药：山药20g，补骨脂20g，丹参30g，当归15g，苦参15g，地肤子15g，白鲜皮15g，蛇床子15g，地丁15g，野菊花15g，皂角刺15g，紫草15g，白及10g，乳香10g，没药10g，山萸肉15g。14剂，水煎温敷，日1剂。

用法：上药，水浸泡30分钟后，浓煎，大火煮沸，后改文火再煎20分钟。煎煮后趁热熏蒸患处，待温度低于皮肤温度时，用无菌纱布蘸取外敷患处15分钟。

二诊（2020年7月30日）：患者诉肿痛已无，瘙痒减轻，眼干口干症状好转，睡眠好转，外阴破溃伤口已愈合。继续予中药内服及外用，口服方去生黄芪、白及，外用方去白及，连用3个月。瘙痒难以忍受时，可予曲安奈德乳膏及维生素E乳膏等比例外涂患处。

按语：本例外阴色素减退性疾病患者为绝经后女性，已过七七之年，肾阴亏虚，肝肾同源，肝肾精血虚，阴部肌肤失养，不荣而痒，久病必致瘀，瘀血为病理产物，又为致病因素，瘀阻日久，甚至瘀滞不通，更加瘙痒，形成恶性循环。眼干、咽干口燥、腰膝酸软均为肝肾阴虚之征。康佳教授认为治疗该病的突破口，仍以盛通二法为主，"盛"者乃充足旺盛之意，"留得一分阴血，尚存一分生机"体现"盛"；"通"者乃通利条达之意，"去除一分郁滞，调和一分血气"体现"通"。针对本病，滋补肝肾即为"盛"，活血通络即为"通"。外阴色素减退性疾病病位在外阴，肝肾阴虚、湿邪蕴结、瘀血阻滞为主要病机，治疗以滋补肝肾之阴、清热解毒止痒、活血通络为要，内外兼治，疗效颇佳。

（十）宫颈人乳头瘤病毒感染

目前已明确人乳头瘤病毒（human papilloma virus，HPV）与宫颈癌的关系，几乎所有的宫颈上皮内瘤变（cervical intraepithelial neoplasia，CIN）和宫颈癌都是由 HPV 感染所致。HPV 分为高危亚型、中危亚型及低危亚型。高危亚型中 HPV16 是唯一有可能持续感染和导致肿瘤进展的亚型，而 HPV18 是子宫颈浸润癌第二大常见的 HPV 类型。宫颈 HPV 感染主要表现为阴道分泌物增多、阴道出血等。

传统中医学虽然并无"人乳头瘤病毒感染"的病名，但与其症状相似的阐述散见于"带下过多""五色带""恶疮""崩漏""癥瘕"等疾病的论述中。如《千金方》曰："崩中漏下，赤白青黑，腐臭不可近，令人面黑无颜色，皮骨相连，月经失度，往来无常，小腹弦急，或苦绞痛，上至于心。"认为五色带下为宫颈癌的重要特征。《千金方》还说："所下之物，一曰状如膏，二曰如黑血，三曰如紫汁，四曰如赤肉，五曰如脓血。"与晚期宫颈癌的排出液相似。

医案

杨某，女，41岁，已婚，职员。

初诊日期：2019年9月20日。

主诉：发现宫颈 HPV 感染1年余。

现病史：患者1年前体检时提示宫颈检测 HPV18 和 HPV52 阳性，液基薄层细胞检测（thinprep cytology test，TCT）中度炎症。平素月经规律，7/28天，LMP 2019年9月9日，量中，色红，质稠，带下量多，色黄。1周前复

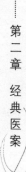

查宫颈检测 HPV18 阳性，TCT 示未见上皮内细胞病变。

刻下症：腰酸，小腹坠胀，纳眠可，大便黏，小便色黄，带下量多，色黄，伴有血丝。舌质红，苔黄腻，脉滑数。

既往史：体健，否认内科病病史。

药物过敏史：否认。

婚育史：孕 1 产 1，2005 年自娩一女。

妇科检查：外阴已婚已产型，阴道畅，宫颈糜烂，触血，可见大量黄带，带中带血，子宫前位，正常大小，活动可，双侧附件区未触及明显异常。

白带常规：清洁度Ⅳ度，滴虫阴性，霉菌阴性，BV 阴性。

辅助检查：HPV18 阳性，宫颈 TCT 示未见上皮内细胞病变。阴道镜检查未提示宫颈病变。

西医诊断：人乳头瘤病毒感染。

中医诊断：带下病（湿毒蕴结证）。

治法：清热解毒，利湿止带。

方药：山药 15g，芡实 15g，盐黄柏 9g，车前子 10g，白果 10g，土茯苓 15g，灵芝 15g，红景天 20g，金银花 15g，贯众 15g，赤芍 10g，莪术 10g，白花蛇舌草 10g。14 剂，水煎服，日 1 剂。

外用：复方沙棘籽油栓，隔日 1 粒，阴道纳药。

嘱禁食辛辣、羊肉，清淡饮食。

二诊（2019 年 10 月 3 日）：患者诉腰酸好转，带下量减少，色黄，血已净，二便调。继续当前治疗 3 个月。3 个月后复查宫颈 HPV 示转阴，宫颈 TCT 示未见上皮内细胞病变。

按语：康佳教授认为高危型宫颈 HPV 感染基本病因病机为正气不足，外邪侵袭胞门，正虚邪实，以邪实为主。妇人房室所伤、劳逸失常、久病、多产、情志不舒或饮食不节，导致机体正气亏虚，湿热、瘀毒之邪乘虚内犯，客于胞门，气血瘀阻，湿毒内积而成。久病则化而成浊，冲任受损，固摄不能，而成"五色带""恶疮""崩漏""癥瘕"。临证见崩中漏下，赤白青黑，甚至腐臭不可近。此流行病学进程正与现代宫颈病变相合，即宫颈 HPV 感染－慢性宫颈炎－宫颈上皮内瘤变－宫颈癌。对于宫颈 HPV 感染应该采用积极诊治的态度，中医临床的特色，不仅在于识病，更在于识别患者体内的正气。

本病例患者宫颈 HPV 感染，带下色黄，夹杂血丝，治疗当扶正与祛邪并举，标本兼治。方以傅青主之易黄汤加金银花、白花蛇舌草等清热解毒之品治疗。傅青主认为黄带是任脉湿热所致，治以"补任脉之虚，而清肾火之炎"。带下以黄色为主者，其症多见带下量多，色黄质黏稠，以脾虚湿郁化热为多，多系实热证，乃湿热并重，而本病重在湿热蕴于任脉，治疗重在补任脉之虚，清肾阴之热，化脾土之湿。湿热得化，任脉得固，带脉约束如常而病愈。

其中山药、芡实专门补任脉之虚，又能利水，加白果引药达于任脉之中，可使药效更快发挥作用。再用炒黄柏清肾中之火，肾与任脉是相通相济的，解除了肾中之火，也就清除了任脉的热邪。同时予灵芝、红景天扶助正气，土茯苓清热利湿止带，金银花、贯众、白花蛇舌草清热解毒。诸药合用，扶正祛邪，标本同治。

117

第三章
特色疗法

一、用药心法

康佳教授从事妇科临床工作 30 余年，她师古而不泥古，在熟谙四气五味、升降浮沉、归经、毒性等中药药性的基础上，深入研读中医药现代药理药性研究成果，不断更新和扩充对中药的认识，积累了丰富的临床用药经验。临床中在辨证治疗时用药独具特色，精妙灵活，常一药多用，擅长运用五行生克理论进行药物配伍。现遴选其临床常用药物及药对进行分析。

1. 熟地黄、阿胶、砂仁

熟地黄味甘，性微温，归肝、肾经，具补血滋阴、益精填髓之功。《主治秘要》云其用有五：益肾水真阴一也，和产后气血二也，去脐腹急痛三也，养阴退阳四也，壮水之源五也。谓其大补五脏真阴，大补真水。临床用于气血不足之月经失调，肝肾阴虚之腰膝酸软，肝肾不足、精血亏虚之眩晕耳鸣等。现代药理研究显示熟地黄具有增强免疫功能，抗衰老，促进血液凝固和强心等作用。

阿胶味甘，性平，归肝、肺、肾经，为血肉有情之品，具有补血止血、滋阴润燥之功。《神农本草经》谓其"主心腹内崩，劳极洒洒如疟状，腰腹痛，四肢酸疼，女性下血，安胎，久服轻身益气"。现代药理研究显示本品有促进造血、降低血液黏稠度、增强免疫、抗癌、抗衰老等作用。临床用于血虚眩晕、吐血、便血崩漏、妊娠下血、虚烦失眠、肺虚燥咳等疾病。

熟地黄、阿胶合用，起到补肾填精、滋阴养血之功。

砂仁味辛，性温，归脾、胃、肾经，具有化湿行气、温脾安胎之功。临床常用于治疗脾胃虚弱、脾胃气滞、湿阻中焦，表现为腹胀、腹痛、脾胃不和、食欲不佳等症状。现代药理研究认为砂仁能增强脾胃的功能，促进胃液分泌和胃肠蠕动，助消化，增食欲。《本草纲目》云："肾恶燥，以辛润之，缩砂仁之辛，以润肾燥。"又云："缩砂仁主醒脾调胃，引诸药归宿丹田。故补肾药用同地黄丸蒸，取其达下之旨也。"

因此，临床中康佳教授治疗气血不足、肝肾阴虚之月经量少者或薄型子宫内膜所致不孕症者常以熟地黄、阿胶补肾填精，同时以砂仁引药入肾，并协助消化熟地黄、阿胶的滋腻之性，起到补而不滞的效果。

2. 女贞子、黄精

女贞子味甘、苦，性平，归肝、肾经，功效补益肝肾，清虚热，养发明目。《本草正》谓其"养阴气，平阴火，解烦热骨蒸，止虚汗，治消渴及淋浊，崩漏，便血，尿血，阴疮，痔漏疼痛。亦清肝火，可以明目止泪"。《医林纂要》道："坚补肾水，安养阳气。"因此女贞子有"壮水之主，以制阳光"之功。主治头昏目眩，腰膝酸软，遗精，耳鸣，须发早白，骨蒸潮热，目暗不明。现代药理研究显示，女贞子能提高机体免疫力，对细胞免疫及体液免疫均有促进作用。故常用于免疫性不孕肝肾阴血虚者。

黄精味甘，性平，归脾、肺、肾经，功能养阴润肺，补脾益气，滋阴填精。可药食同用。《道藏神仙芝草经》称其"宽中益气，五脏调良，肌肉充盛，骨体坚强，其力倍，多年不老，颜色鲜明，发白更黑，齿落更生。下三尸虫"。《本草从新》谓其"平补气血而润"。主治阴虚劳嗽，肺燥咳嗽，脾虚乏力，食少口干，消渴，肾亏腰膝酸软，阳痿遗精，耳鸣目暗，须发早白，体虚羸瘦，风癞癣疾。现代药理研究显示黄精有延缓衰老的作用。

康佳教授将黄精与女贞子合用，既能助女贞子滋阴壮水之功，又能起到"补肺启肾"的作用，多用于肝肾阴虚型免疫性不孕患者，若阴血有热，伴有出血者，可加入墨旱莲，起到滋阴清热止血之功。

3. 菟丝子、覆盆子

菟丝子味辛、甘，性平，归肝、肾、脾经，为平补阴阳之品。具有补肾益精，养肝明目，固胎止泻之功效。《本草经疏》称其为"脾、肾、肝三经要药"。《本草汇言》谓其"补肾养肝、温脾助胃之药也。但补而不峻，温而不燥，故入肾经，虚可以补，实可以利，寒可以温，热可以凉，湿可以燥，燥可以润。非若黄柏、知母，苦寒而不温，有泻肾经之气；非若肉桂、益智，辛热而不凉，有动肾经之燥；非若苁蓉、琐阳，甘咸而滞气，有生肾经之湿者比也。如汉人集《神农本草》称为续绝伤，益气力，明目精，皆由补肾养肝，温理脾胃之征验也"。《药品化义》谓菟丝子"禀气中和，性味甘平。取子主于降，用之入肾，善补而不峻，益阴而固阳。凡滑精、便浊、尿血余沥、虚损劳伤、腰膝积冷、顽麻无力，皆由肾虚所致，以此补养，无不奏效。又因味甘，甘能助脾，疗脾虚久泻，饮食不化，四肢困倦，脾气渐旺，则卫气自充，肌肤得养矣"。本品阴阳并补，与鹿茸、附子、枸杞子、巴戟天等配伍，能温肾阳；与熟地黄、山萸肉、五味子等同用，可滋肾阴。现代药理研究显示菟丝子对小鼠阳虚模型有治疗作用，另外有雌激素样作用和抗衰老作用。故常用于肾虚腰痛耳鸣、阳痿遗精、消渴、不育、淋浊带下、遗尿失禁、胎动不安、流产、泄泻等疾病。

覆盆子味甘、酸，性微温，归肝、肾经。具有补肝益肾、固精缩尿、明目之功效。《开宝本草》谓其"补虚续绝，强阴健阳，悦泽肌肤，安和脏腑，温中益力，疗劳损风虚，补肝明目"。《本草通玄》言："覆盆子，甘平入肾，起阳治痿，固精摄尿，强肾而无燥热之偏，固精而无凝涩之害，金玉之品也。"现代药理研究发现，覆盆子具有调节下丘脑－垂体－性腺轴的功能，有类似雌激素样作用，能改善学习记忆力能力、延缓衰老。可用于治疗肾虚不固，遗精滑精，遗尿尿频，阳痿早泄及肝肾不足，目暗昏花等疾病。

康佳教授用二者温而不燥，平补肾中阴阳，结合现代药理研究，用于治疗排卵障碍性月经失调及不孕症，疗效相得益彰。

4. 鹿角霜、紫石英

鹿角霜味咸、涩，性温，归肾、肝经，质轻敛涩。功效补肾助阳，收敛止血。《宝庆本草折衷》言其"治亡血盗汗，遗沥失精，小便滑数，妇人宫脏冷，带下无子，秘精坚髓补虚"。《得配本草》谓其"入足少阴经血分"。主治肾虚遗精，盗汗，食少便溏，久泻久痢，崩漏，带下，小便频数，遗尿，尿后余沥，疮疡久不愈合，创伤出血。《本草蒙筌》曰："主治同鹿角胶，功效略缓。"张秉成《本草便读》提到："鹿角胶、鹿角霜，性味功用与鹿茸相近，但少壮衰老不同，然总不外乎血肉有情之品，能温补督脉，添精益血。如精血不足，而可受腻补则用胶。若仅阳虚而不受滋腻者则用霜可也。"

紫石英为卤素化合物氟化物类萤石族矿物萤石。其味甘、辛、温，归心、肺、肝、肾经。功效温肾助阳，散寒暖宫，镇心定惊，温肺降逆。《神农本草经》谓："主心腹咳逆邪气，补不足，妇女风寒在子宫，绝孕十年无子，久服温中，轻身延年。"《本草经疏》云："其主妇女风寒在子宫绝孕无子者，盖女性系胎于肾及心包络，皆阴脏也，虚则风寒乘之而不孕，非得温暖之气，则无以去风寒而资化育之妙。"此药填下焦，走肾及心包络，辛温能散风寒邪气，故为女性暖子宫之要药。现代药理研究显示其有兴奋中枢神经，促进卵巢分泌的作用。

康佳教授常将二药配伍，用于肾虚、寒凝胞宫之月经失调及不孕患者。温而不燥，补而不腻。例如肾虚寒凝血瘀的多囊卵巢综合征患者，因肾虚，寒凝胞宫，日久成瘀，故卵巢体积增大，呈多囊样改变，或因其肾阳不足，阴精失于濡养和温煦，则卵泡发育迟缓，不足以成熟，不能摄精成孕，或受孕后易自然流产，或因其先天肾气不足，气血运行无力，瘀滞冲任、胞脉、胞络，故表现为卵泡包膜增厚，卵泡排出受阻。二药皆入肾经，配伍应用，补肾助阳，能促进卵泡发育成熟和顺畅排出。且紫石英镇心安神，调畅情志，可以缓解患者因月经失调和不孕所带来的焦虑情绪。

5. 北沙参、百合

"沙参"明以前无南北之分，均为"南沙参"，直至清代张璐纂《本经逢原》才以"北沙参"立条，加以南北区分。北沙参主产于山东，南沙参主产于四川。二者差异在于：北沙参以养阴润燥为长，南沙参以祛痰止咳为主。正如清代张秉成《本草便读》所云："清养之功，北逊于南，润降之性，南不及北。"北沙参源于伞形科植物珊瑚菜的干燥根。味甘、微苦，性微寒，归肺、胃经。功效养阴清肺，益胃生津。《得配本草》云："补阴以制阳，清金以滋水。"主治肺热燥咳，劳嗽痰血，热病津伤口渴。此外，治肝肾阴虚、血燥气郁，可配麦冬、生地黄、枸杞子、川楝子等，如一贯煎。

百合味甘、微苦，性微寒，归肺、心经。养阴润肺，清心安神。《日华子本草》言其"安心，定胆，益志，养五脏。治癫邪啼泣、狂叫、惊悸，杀蛊毒气，燋乳痈、发背及诸疮肿，并治产后血狂运"。《本草汇言》言其"养肺气，润脾燥。治肺热咳嗽，骨蒸寒热，脾火燥结，大肠干涩"。主治阴虚久咳，痰中带血，热病后期，余热未清，或情志不遂所致的虚烦惊悸，失眠多梦，精神恍惚，痈肿，湿疮。现代药理研究显示其有镇静安神、抗疲劳等作用。若心阴亏损，心肾不交，而致心烦失眠，可用本品蜜拌蒸食，或与黄连、阿胶等配伍，以清上滋下，交通心肾，现代多借其清心安神之功，用于神经衰弱、更年期综合征。

康佳教授在临床中治疗肝肾阴虚，虚火上炎，心肾不交之失眠、更年期综合征、月经量少、闭经患者时，常将北沙参与百合相须为用，除交通心肾、宁心安神外，还取其能清金滋水、补肺启肾之义，使得肾水充盛，下注冲任，血海盈溢，则月经如候。

6. 当归、白芍

当归味甘、辛，温，归肝、心、脾经。功效补血活血，调经止痛，润肠通便。补血宜当归身，破血宜当归尾，和血宜全当归，止血宜当归炭，酒制可增活血之力。《本草正》云："当归，其味甘而重，故专能补血，其气轻而辛，故又能行血，补中有动，行中有补，诚血中之气药，亦血中之圣药也。"又曰："大约佐之以补则补，故能养荣养血，补气生精，安五脏，强形体，益神志，凡有形损之病，无所不宜。佐之以攻则通，故能趋痛通便，利筋骨，治拘挛、瘫痪、燥、涩等证。"《日华子本草》言："治一切风，一切血，补一切劳，破恶血，养新血及主癥癖。"《医学启源》谓："能和血补血。《主治秘要》云："其用有三：心经药一也，和血二也，治诸病夜甚三也。"又云："治上治外，酒浸洗糖黄色，嚼之大辛，可能溃坚。"《素问·脏气法时论》曰："肝苦急，急食甘以缓之。"又云："肝欲散，急食辛以散之，用辛补之，酸泻之。"缓之散之，肝之所喜，即所谓补。《药品化义》谓："当归入肝，可济肝之急，理肝之郁，以助血海，使血流行。"

白芍味苦、酸，性微寒，归肝、脾经。功效养血调经，敛阴止汗，柔肝止痛，平抑肝阳。《药品化义》道："白芍药微苦能补阴，略酸能收敛。因酸走肝，暂用之生肝。肝性欲散恶敛，又取酸以抑肝，故谓白芍能补复能泻，专行血海，女人调经胎产，男子一切肝病，悉宜用之调和血气。"其酸苦微寒，能养肝血，敛肝阴，疏脾土，缓挛急，而具柔肝止痛之功，凡肝郁血虚，两胁作痛或乳胀者，可与当归配伍，以养血疏肝，如《太平惠民和剂局方》之逍遥散。

肝藏血，女性以血为本，以气为用，肝主疏泄，因此女性气血的失调首推肝之疏泄功能失常。正所谓肝"体阴而用阳"之义。康佳教授在治疗女性肝失疏泄导致的气血失调之证时，以养肝血、滋肝阴为主要治则，常将此二药合用，使得肝体得养，气血顺畅，则肝的疏泄功能正常。若只应用疏肝之法，会劫肝阴，不仅病情得不到缓解，反而可能会越来越重。

7. 川牛膝、泽兰

川牛膝味苦、酸，性平，归肝、肾经。功效逐瘀通经，补肝肾，强腰膝，利尿通淋，引血下行。可用于治疗经闭癥瘕，胞衣不下，关节痹痛，足痿筋挛，尿血血淋，跌仆损伤。《四川中药志》言其"祛风利湿，通经散血。治寒湿腰腿骨痛，足痿筋挛，女性经闭及癥瘕，淋病，尿血，阴痿，失溺"。《中药志》谓其"破血下降"。现代药理研究表明牛膝提取物对子宫平滑肌有明显的兴奋作用，有明显抗生育、抗着床、抗早孕的作用。另外，牛膝根有较强的抗炎消肿作用。

泽兰味苦、辛，微温，归肝、脾经。功效活血调经，祛瘀消痈，利水消肿。主治月经不调，痛经，经闭，癥瘕，产后瘀滞腹痛，身面浮肿，腹水等。《神农本草经》曰："主乳妇内衄，中风余疾，大腹水肿，身面四肢浮肿，骨节中水，金疮，痈肿疮脓。"《雷公炮炙论》云："能破血，通久积。"《日华子本草》谓："通九窍，利关脉，养血气，破宿血，消癥瘕，产前产后百病，通小肠，长肉生肌，消扑损瘀血，治鼻洪吐血，头风目痛，妇人劳瘦，丈夫面黄。"《医林纂要》称："补肝泻脾，和气血，利筋脉。主治妇人血分，调经去瘀。"现代药理研究显示泽兰水煎剂能降低血液黏稠度，抗凝血及血栓形成，改善微循环，调节血脂代谢。

二药合用，入肝肾经，可补肝肾，利血脉。康佳教授认为二者既能补肝肾，又能活血祛瘀，合用既补又通，有补有通，补而不留瘀，活血而不伤正。其将二者合用补肝肾，强腰膝，可用于治疗肝肾不足之腰背酸痛及血瘀之经闭、癥瘕、月经失调等。另外，川牛膝兼有引诸药作用于胞宫胞络之用，二药均有利水消肿、抗炎之功效，临床中还可用于子宫内膜炎、输卵管积水、卵巢囊肿及盆腔积液等疾病的治疗。

8. 红藤、忍冬藤

红藤味苦，性平，归肝、大肠经。功用为清热解毒，活血止痛，祛风除湿，杀虫。《本草图经》曰："攻血，治血块。"《简易草药》谓："治筋骨疼痛，追风，健腰膝，壮阳事。"据现代研究，该药在临床多用于治疗肠痈。此外，《湖南农村常用中草药手册》用其治疗风湿筋骨疼痛，经闭腰痛。《湖南药物志》言"通经补血，强筋壮骨，驱虫。治跌打损伤，风湿疼痛，血晕，血淋，筋骨疼痛，疮疖，血丝虫病"。并可抗菌消炎，消肿散结，理气活血，祛风杀虫，具有治阑尾炎、小儿疳积、蛔虫病、蛲虫病等作用。其煎剂对金黄色葡萄球菌及乙型链球菌有较强的抑制作用，对大肠杆菌、白色葡萄球菌、卡他球菌、甲型链球菌及绿脓杆菌亦有一定的抑制作用。

忍冬藤又名银花藤。味甘，性寒，归心、肺经。功用为清热解毒，舒筋通络。其解毒作用不及金银花，但有清热疏风、通络止痛的作用，常用于治疗温病发热，风湿热痹，关节红肿热痛，屈伸不利等。《本草纲目》曰："忍冬茎叶及花功用皆同。昔人称其治风、除胀、解痢为要药，而后世不复知用；后世称其消肿、散毒、治疮为要药，而昔人并未言及，乃知古今之理，万变不同，未可一辙论也。"陈自明《外科精要》云："忍冬酒治痈疽发背，初发便当服此，其效甚奇，胜于红内消。"《医学真传》谓："余每用银花，人多异之，谓非痈毒疮疡，用之何益？夫银花之藤，乃宣通经脉之药也。"现代文献研究显示，忍冬藤煎剂对伤寒杆菌、福氏痢疾杆菌、金黄色葡萄球菌及绿脓杆菌均有抑制作用。该药能够治疗传染性肝炎、肠炎及细菌性痢疾等疾病。

康佳教授临床常两药配伍应用，用于盆腔炎性疾病患者。盆腔炎性疾病常为湿热毒邪与冲任胞宫气血搏结，凝滞不去，而致妇人小腹疼痛。两药清热消痈，解毒通络，不但能去除湿热，还能通过两药的通络作用，畅通输卵管，并祛瘀止痛，所谓通则不痛矣，可谓用药独具匠心。

9. 败酱草、鱼腥草

败酱草味辛、苦，性微寒，归胃、大肠、肝经。功效清热解毒，祛瘀排脓。临床常用于阑尾炎、痢疾、肠炎、肝炎、眼结膜炎、产后瘀血腹痛、痈肿等疾病的治疗。《药性论》云："治毒风痹，主破多年凝血，能化脓为水，及产后诸病，止腹痛，除疹烦渴。"《日华子本草》曰："治赤眼障膜胬肉，聤耳，血气心腹痛，破癥结，产前后诸疾，催生落胞，血晕，排脓补瘘，鼻洪吐血，赤白带下，疮痍疥癣，丹毒。"《药性切用》称："泻热解毒，破血排脓，为外科专药。"现代药理研究显示其有抗病原微生物的作用，黄花败酱草对金黄色葡萄球菌、痢疾杆菌、伤寒杆菌、绿脓杆菌、大肠杆菌、炭疽杆菌、白喉杆菌及乙型溶血性链球菌等都有抑制作用；白花败酱草对金黄色葡萄球菌、白色葡萄球菌、伤寒杆菌、大肠杆菌、变形杆菌等亦有抑制作用。

鱼腥草味辛，性微寒，归肺、膀胱、大肠经。功能为清热解毒，消痈排脓，利尿通淋。主治肺痈吐脓，肺热咳喘，喉蛾，痈肿疮毒，痔疮，热痢，热淋，水肿，带下，疥癣。《医林纂要》道："行水，攻坚，去瘴，解暑。疗蛇虫毒，治脚气，溃痈疽，去瘀血，补心血。"《中国药用植物图鉴》谓："治梅毒、淋浊、便涩、尿道炎、水肿胀满、胃病及各种化脓性疾病，如蜂窝组织炎、中耳炎、乳腺炎、肺脓疡、肺结核及子宫病等，又可作急救服毒的催吐剂。"现代药理研究显示鱼腥草有抗病原微生物的作用，既可抗菌，又可抗病毒，且能增强机体免疫力。鱼腥草鲜汁对金黄色葡萄球菌、溶血性链球菌、肺炎双球菌、白喉杆菌、变形杆菌、痢疾杆菌、肠炎杆菌等多种革兰氏阳性球菌及革兰氏阴性球菌都有抑制作用。

康佳教授临床中常两药配伍应用，取其抗病原微生物的作用，用于急性、亚急性盆腔炎的治疗。两药皆有清热解毒之功效，相须为用，增强疗效。妇人盆腔炎症系感染邪毒所致，常见的病因有热、毒、湿、瘀，湿热毒邪直犯胞宫。临床上其症状除发热、小腹疼痛外，还常伴有带下量多，色黄如脓，而败酱草除清热解毒外，又有祛瘀排脓之功，鱼腥草清热利湿止带。两药合用具有清热解毒、利湿排脓、祛瘀止痛之功效。

10. 路路通、皂角刺

路路通为金缕梅科植物枫香树的干燥成熟果序。味苦，性平，归肝、肾经。功效祛风活络，利水除湿。主治风湿痹痛，肢痿筋结，脘腹疼痛，经闭，乳汁不通，水肿，湿疹。现代药理研究显示具有抗炎和保护肝脏的作用。《现代实用中药》言："烧灰外用于皮肤湿癣、痔漏等，有收敛、消炎、消毒作用。"

皂角刺又称皂荚刺，为豆科落叶乔木植物皂荚树的棘刺。味辛，性温。功效消肿透脓，搜风杀虫。治疗痈疽肿毒，瘰疬，疬风，疮疹顽癣，产后缺乳，胎衣不下。《全国中草药汇编》言："活血消肿，排脓通乳。主治痈肿疔毒未溃，急性乳腺炎，产后缺乳。"

二者合用能活血通络利水，康佳教授取其"通"性，灵活应用。其一，用于治疗各种积液、积水，如卵巢囊肿、输卵管积水、慢性盆腔炎急性发作见盆腔积液；其二，用于促排卵，如多囊卵巢综合征，卵泡瘀积不能排出者；其三，两药皆能活血通经，康佳教授常与泽兰、地龙一起用于治疗血瘀经闭；其四，两药均有通乳之功，为治疗产后乳少的要药。

11. 当归、牡蛎

当归如前所述，功效补血活血，调经止痛，润肠通便。补血宜用当归身，破血宜用当归尾，和血宜用全当归，止血宜用当归炭，酒制可增活血之力。《本草正》曰："当归，其味甘而重，故专能补血，其气轻而辛，故又能行血，补中有动，行中有补，诚血中之气药，亦血中之圣药也。"现代药理研究显示，当归对血小板聚集有明显抑制作用，有轻度促进纤溶的作用。对多种实验性急慢性炎症均有显著的抑制作用。

牡蛎味咸，性微寒，归肝、肾经。质重沉降，可散可收。功效平肝潜阳，重镇安神，软坚散结，收敛固涩。主治眩晕耳鸣，手足震颤，心悸失眠，烦躁不安，瘰疬瘿瘤，癥瘕痞块，乳房结块，自汗盗汗，遗精尿频，崩漏带下，吞酸胃痛，湿疹疮疡。《珍珠囊》曰："软痞积。又治带下，温疟，疮肿，为软坚收涩之剂。"《汤液本草》云："去胁下坚满，瘰疬，一切疮肿。"《本草纲目》曰："化痰软坚，清热除湿，止心脾气痛，痢下，赤白浊，消疝瘕积块，瘿疾结核。"现代药理研究显示本品有镇静、增强免疫、抗肿瘤、抗凝血抗血栓等作用。

康佳教授临证两药配伍应用，取活血化瘀、软坚散结的作用，常用于治疗子宫内膜息肉、子宫肌瘤、卵巢囊肿等疾病。

12. 丹参、三七

丹参又名赤参、紫丹参、红根等。味苦，微寒，归心、肝经。功效活血调经，祛瘀止痛，凉血消痈，清心除烦，养血安神。主治月经不调，经闭痛经，癥瘕积聚，胸腹刺痛，热痹疼痛，疮疡肿痛，心烦不眠，肝脾肿大，心绞痛。《本草纲目》言丹参"按《妇人明理论》云，四物汤治妇人病，不问产前产后，经水多少，皆可通用，唯一味丹参散，主治与之相同。盖丹参能破宿血，补新血，安生胎，落死胎，止崩中带下，调经脉，其功大类当归、地黄、川芎、芍药故也"。现代药理研究显示丹参能加强心肌收缩力，改善心脏功能，降低心肌耗氧量，扩张冠状动脉，增加心肌血流量，扩张外周血管，提高纤溶酶活性，延长出血、凝血时间，抑制血小板聚集，改善血液流变学特性。丹参制剂有促进梗死区心肌细胞再生的作用，使局部瘀血减轻，血液循环改善，愈合时间缩短。丹参制剂中含有隐丹参酮、二氢丹参酮，对体外的葡萄球菌、大肠杆菌、变性杆菌有抑制作用。丹参能使主动脉粥样斑块形成面积明显减少，血清总胆固醇、甘油三酯均有一定程度的降低。

三七味甘、微苦，性温，归肝、胃经。功效散瘀止血，消肿定痛。《本草新编》言其"止血兼补虚"。《医学衷中参西录》谓："三七，善化瘀血，又善止血妄行，为吐衄要药。病愈后不致瘀血留于经络……为其善化瘀血，故又善治女性癥瘕，月事不通，化瘀血而不伤新血，允为理血妙品……三七之性，既善化血，又善止血，人多疑之，然有确实可征之处。如破伤流血者，用三七末擦之，则其血立止，是能止血也；其破处已流出之血，着三七皆化为黄水，是能化血。"现代药理研究显示本品能缩短出血和凝血时间，具有抗血小板聚集及溶栓的作用，并且有造血功能。可以提高机体免疫力，有镇痛、消炎、抗疲劳、抗衰老及抗肿瘤等作用。

康佳教授利用二药均具有活血化瘀、抗血小板聚集及抗纤溶的作用，治疗因血栓前状态导致的复发性流产，通过改善子宫内膜基底层血流状况，提高子宫内膜容受性，降低流产率。

13. 丹参、鸡血藤

丹参养血活血，有"一味丹参，功同四物"之说，能破宿血，补新血。

鸡血藤是豆科崖豆藤属的植物。味苦、微甘，性温，归肝、肾经。功效活血舒筋，养血调经。主治手足麻木，肢体瘫痪，风湿痹痛，贫血，月经不

调，痛经，闭经。《本草纲目拾遗》称其"活血，暖腰膝，已风瘫。"现代药理
研究显示鸡血藤有扩血管、抗血小板聚集及刺激造血系统的作用。《现代实用
中药》说："为强壮性之补血药，适用于贫血性神经麻痹症，如肢体及腰膝酸
痛，麻木不仁等。又用于女性月经不调，月经闭止等，有活血镇痛之效。"

二者合用即养血又活血，既补又通，有补有通，动静结合，补血不留瘀，
活血不伤正，且丹参性微寒，鸡血藤性温，二者合用后性较缓和，康佳教授
常用二者治疗血虚夹瘀之月经量少、月经后期、经闭、痛经、肢体麻木等。

14. 补骨脂、续断

补骨脂苦、辛，性温，归肾、脾经。功效补肾壮阳，固精缩尿，温脾
止泻，纳气平喘。《开宝本草》载其"治五劳七伤，风虚冷，骨髓伤败，肾
冷精流及妇人血气堕胎。"现代药理研究显示，复方补骨脂冲剂对垂体后叶
素引起的小鼠急性心肌缺血有明显保护作用，对由组胺引起的气管收缩有明
显的扩张作用，补骨脂酚具有雌激素样作用，能增强阴道角化，增加子宫
重量。本药还能促进骨髓造血，增强免疫、内分泌功能，从而具有抗衰老
作用。

续断味苦、甘，性微温，归肝、肾经。功效补肝肾，强腰膝，安胎，通
血脉，续筋骨。《滇南本草》谓其"补肝，强筋骨，走经络，止经中（筋骨）
酸痛，安胎，治妇人白带，生新血，破瘀血，落死胎，止咳嗽咳血，治赤白
便浊"。现代药理研究显示，本品能改善局部血液循环，促进骨折愈合，并能
改善软骨细胞，推迟骨细胞的退行性改变。

薄型子宫内膜是造成月经过少、不孕症及 IVF-ET 失败的主要因素之一，
西医多用补佳乐等口服补充雌激素。补骨脂酚有雌激素样作用，能增强阴道
角化，增加子宫内膜厚度。另外子宫内膜血流欠佳也是造成子宫内膜容受性
低的原因之一，西医多用阿司匹林治疗，续断既能补肾又能活血通络。康佳
教授认为二者皆苦温入肾，能温补肾阳，并改善子宫内膜微循环，有利于受
精卵顺利着床，用于治疗薄型子宫内膜所致的月经过少、不孕及流产，并提

高 IVF-ET 的成功率。

15.合欢花、玫瑰花、月季花

合欢花为豆科植物合欢的干燥花序或花蕾。味甘，性平，归心、肝经。功效解郁安神，理气和胃，清肝明目。《医学入门》曰："主安五脏，利心志，耐风寒，令人欢乐无忧"。现代药理研究显示，合欢花有镇静、催眠作用，合欢花煎剂灌胃可明显减少小鼠的自发活动及被动活动，促使阈下剂量的戊巴比妥钠、苯巴比妥钠发生麻醉效应，延长麻醉时间。与酸枣仁、南蛇藤果实水煎剂相比，合欢花镇静、催眠作用更显著。

玫瑰花为蔷薇科植物玫瑰的干燥花蕾。味甘、微苦，性温，归肝、脾经。功效行气解郁，和血止痛。《本草正义》云："玫瑰花香气最浓，清而不浊，和而不猛，柔肝醒胃，流气活血，宣通壅滞而绝无辛温刚燥之弊，推断气分药之中，最有捷效而最为驯良者，芳香诸品，殆无其匹。"《食物本草》称其"主利肺脾，益肝胆，辟邪恶之气，食之芳香甘美，令人神爽"。现代药理研究显示玫瑰油有促进大鼠胆汁分泌的作用，玫瑰花提取物有抗病毒作用，野玫瑰花可能有抗衰老的作用。

月季花为蔷薇科植物月季的干燥花。味甘，性温，归肝经。功效活血调经，疏肝解郁。《本草纲目》谓其"活血，消肿，解毒"。《药性集要便览》言其能"活血，调月经"。现代药理研究提示月季花提取物能抗氧化，月季花中的有效成分没食子酸有较强的抗菌作用。

女性以肝为先天，肝性喜条达而恶抑郁，朱丹溪曰："气血冲和，万病不生。一有怫郁，诸病生焉。故人身诸病多生于郁。"因此康佳教授认为气机郁滞为妇人发生经、带、胎、产等杂病的重要因素。在调治妇科疾病中善用养肝、疏肝之法，疏肝时常将此"三花"合用，加强疏肝解郁之功，用于月经失调、乳癖、不孕、绝经前后诸症、带下病等伴有气滞血瘀、情志不舒的患者。

16. 乌梅、艾叶、鳖甲

乌梅为蔷薇科落叶乔木植物梅的未成熟果实（青梅）的加工熏制品，待变为乌黑色即成。其味酸、涩，性平，归肝、脾、肺、大肠经。功效敛肺止咳，涩肠止泻，止血，生津，安蛔。本品为清凉收涩之品，主治久咳不止，久泻久痢，尿血便血，崩漏，虚热烦渴，蛔厥腹痛，疮痈胬肉。《冯氏锦囊秘录》云："蚀恶肉。"《本草求真》曰："乌梅，酸涩而温，入肺则收，入肠则涩，入筋与骨则软，入虫则伏，入于死肌、恶肉、恶痣则除，刺入肉中则拔，故于久泻久痢，气逆烦满，反胃骨蒸，无不因其收涩之性，而使下脱上逆皆治。"

艾叶辛、苦，性温，归肝、脾、肾经。《本草纲目》言："苦而辛，生温熟热，可升可降，阳也。入足太阴、厥阴、少阴之经。"功能温经止血，安胎，逐寒湿，理气血。主治吐衄，下血，崩漏，月经不调，痛经，带下，胎动不安，心腹冷痛，泄泻久痢，霍乱转筋，疮疡，疥癣。《名医别录》曰："主灸百病。可作煎，止下痢，吐血，下部䘌疮，妇人漏血。利阴气，生肌肉，辟风寒，使人有子。"

鳖甲为鳖科动物鳖的背甲。味咸，性微寒，归肝、肾经。有滋阴潜阳、软坚散结、退热除蒸之功。《本草新编》云："鳖甲善能攻坚，又不损气，阴阳上下有痞滞不除者，皆宜用之。"古人对鳖甲的功用阐述已很清楚，主要用于治疗阴虚发热、劳热骨蒸、虚风内动、经闭、癥瘕积聚等疾病。妇科临床常将其与龟甲、牡蛎、地骨皮、青蒿、女贞子、墨旱莲配伍以滋阴潜阳，治疗女性绝经前后因肝肾不足所致阴虚潮热、骨蒸盗汗、头晕耳鸣等症；或与三棱、莪术、鸡内金、土鳖虫、皂角刺、桃仁配伍以软坚散结，治疗子宫肌瘤、子宫腺肌瘤、卵巢囊肿、乳腺结节等。

康佳教授临证时将乌梅、艾叶、鳖甲三药合用治疗子宫内膜息肉。乌梅酸涩，蚀恶肉；艾叶温经脉，理气血；鳖甲软坚散结，消癥瘕积聚。三药配伍，收、散、温、化结合，使得赘生之息肉得以去除。

17. 夏枯草、浙贝母

夏枯草为唇形科植物夏枯草的干燥果穗。味苦、辛，性寒，归肝、胆经。功效清肝明目、清热散结。用于肝热目赤肿痛、肝阳上亢之头痛、目眩、乳腺炎、腮腺炎。《神农本草经》云："主寒热、瘰疬、鼠瘘、头疮，破癥，散瘿结气，脚肿湿痹。"现代药理研究提示，夏枯草能增强肾上腺皮质及巨噬细胞的吞噬功能，增加溶菌酶含量，从而扩张血管，改善循环，促进炎症吸收，提高机体免疫功能，肾上腺皮质功能旺盛有利于抗炎、抗感染，这是其祛痰消脓、破癥、散瘿结气的药理基础，同时对炎症反应的抑制作用较显著。

浙贝母为百合科植物浙贝母的干燥鳞茎。味苦，性寒，归肺、心经。功效清热化痰止咳，解毒散结消痈。可用于治疗痰火郁结之瘰疬结核、瘿瘤、肺痈咳吐脓血、疮毒、乳痈等。《外科全生集》言："专消痈疽毒痰。"《本草求原》谓："功专解毒，兼散痰滞。治吹乳作痛，乳痈，项下核及瘤瘿，一切结核，瘰疬，乳岩。"现代药理研究显示，浙贝母有镇咳、化痰的作用，并能镇静、镇痛。

康佳教授认为气滞血瘀，气虚血瘀，气机不畅，痰湿阻滞，痰瘀互结，结于甲状腺或乳腺，或结于胞宫胞脉，而致瘰疬癥瘕，是甲状腺结节、乳腺结节及子宫肌瘤等发生的主要机理。二药合用能祛痰软坚散结，活血化瘀，为康佳教授治疗上述疾病的要药，效果显著。

18. 灵芝、红景天

灵芝为多孔菌科真菌赤芝或紫芝的干燥子实体。味甘，性平，归心、肺、肝、肾经。功效补气安神、止咳平喘。《神农本草经》云："赤芝主胸中结，益心气，补中，增智慧不忘。久食轻身不老延年神仙。""紫芝主耳聋，利关节，保神，益精气，坚筋骨，好颜色。久服轻身不老延年。"《新修本草》谓："赤芝安心神。"《本草纲目》称："紫芝疗虚劳。"现代药理研究显示，灵芝对免疫系统的影响：①对非特异性免疫功能的影响：灵芝可增强网状内皮系统的吞噬活性。恶性肿瘤患者服用灵芝多糖可促进白细胞生成干扰素，提高溶菌酶含量。灵芝提取物长期应用可拮抗 5- 氟脲嘧啶诱发的白细胞减少。②对特异性免疫功能的影响：灵芝多糖对环磷酰胺等多种免疫抑制剂所致小鼠特异性细胞免疫、体液免疫及网状内皮系统吞噬功能抑制有不同程度的拮抗作用。③抗肿瘤作用：灵芝多糖对肝癌发生有阻断作用，灵芝多糖对小鼠体内黑色素瘤 B 有抑制作用，能促进小鼠抗肿瘤免疫反应，还能提高小鼠脾 NK 细胞杀伤肿瘤细胞的细胞毒活性。

红景天为景天科植物大花红景天的干燥根和根茎。味甘、苦，性平，归肺、脾、心经。功效益气活血，通脉平喘。《西藏常用中草药》谓："活血止血，清肺止咳，解热，治咳血，咯血，肺炎咳嗽，妇女白带等症。"现代药理研究发现红景天酪醇、红景天多糖具有抗病毒作用，还有调节免疫和抗肿瘤的作用。

"正气存内，邪不可干"，康佳教授认为对于宫颈人乳头瘤病毒感染或肿瘤术后患者，扶正治本乃是根本，临证时常两药合用，提高机体免疫力，激发正气，达到抗病毒、抗肿瘤、防止肿瘤复发的目的。

19. 紫草、茜草、仙鹤草

紫草为紫草科植物新疆紫草或内蒙紫草的干燥根，味甘、咸，性寒，归心、肝经。功效清热凉血、活血解毒、透疹消斑。《本草正义》云："紫草，气味苦寒，而色紫入血，故清理血分之热。古以治脏腑之热结，后人则专治痘疡，而兼疗斑疹，皆凉血清热之正旨……且一切血热妄行之实火病，及血痢、血痔、溺血、淋血之气壮邪实者，皆在应用之例。"现代药理研究显示紫草素、乙酰紫草素口服可明显抑制急性炎症的发生，醚提取物软膏剂紫草素、乙酰紫草素局部用药也有抑制渗出及抗急性炎症的作用，并能促进肉芽组织增生，对创伤有促进愈合的作用。紫草有抗病原微生物作用，也可显著缩短肝素的凝血时间，使其恢复正常值。

茜草为茜草科植物茜草的干燥根及根茎。味苦，性寒，归肝经。功效凉血、祛瘀、止血、通经。《本草汇言》曰："茜草治血，能行能止。余尝用酒制则行，醋炒则止。活血气，疏经络，治血郁血痹诸症最妙，无损血气也。"
《本草经疏》谓："茜根，行血凉血之要药也。非苦不足以泄热，非甘不足以
活血，非咸不足以入血软坚……甘能益血而补中，病去血和，补中可知矣。
苦寒能下泄热气，故止内崩及下血。"现代药理研究显示本品有明显的促进血
液凝固和抗炎的作用，其温浸液能缩短家兔血浆复钙时间、凝血酶原时间及
白陶土部分凝血活酶时间，能纠正肝素所致的凝血障碍。

仙鹤草为蔷薇科植物龙芽草的干燥地上部分。味苦、涩，性平，归心、
肝经。功效收敛止血、截疟、止痢、解毒、补虚。临床上广泛用于全身各部
位的出血证，如咳血、吐血、尿血、便血、崩漏下血。因其药性平和，大凡
出血而无瘀滞者，无论寒热虚实，皆可应用。《滇南本草》曰："调治妇人月
经或前或后，红崩白带，面寒背寒，腰痛，发热气胀，赤白痢疾。"《百草镜》
云："下气活血，理百病，散痞满，跌仆吐血，血崩，痢，肠风下血。"现代
药理研究显示，仙鹤草有止血作用，仙鹤草素钠盐给兔注射，使血小板数量
增加，血清钙离子含量增加，凝血时间缩短。小鼠静脉注射仙鹤草素后，出
血时间可缩短65%。仙鹤草的水提物和酸提物均有一定的抗炎收敛作用。

康佳教授认为，崩漏的病因虽较为复杂，但可概括为热、虚、瘀三个方
面，三者可互相兼夹，互相转化。因此，康佳教授治疗崩漏常在辨证施治的
基础上，加入此"三草"，相须为用，急则治其标，既清热凉血止血，又补虚
收敛止血，同时又能祛瘀止血，加强塞流之功，使其止血而不留瘀，正所谓
"留得一分阴血，尚存一分生机"，效果甚佳。

20. 苏木、九香虫

苏木为豆科植物苏木的干燥心材。味甘、咸，性平，归心、肝、脾经。
功效活血祛瘀，消肿止痛。为妇科经产诸证及其他瘀滞病证的常用药。《本草
纲目》曰："苏方木乃三阴经血分药，少用则和血，多用则破血。"《本草经疏》
言："凡积血与夫产后血胀闷欲死，无非心肝二经为病，此药咸主入血，辛能
走散，败浊瘀积之血行，则二经清宁，而诸证自愈。"《本草求真》谓："苏木，

功用有类红花；少用则能和血，多用则能破血。但红花性微温和，此则性微寒凉也。故凡病因表里风起，而致血滞不行，暨产后血晕，胀满以死，及血痛、血瘕、经闭、气壅痈肿，跌仆损伤等症，皆宜相症合他药调治。"现代药理研究显示，苏木有抗血小板聚集的作用，巴西苏木素和苏木精对二磷酸腺苷诱导的大鼠血小板聚集有抑制作用，苏木热水提取物对人的新鲜血中血小板聚集也有抑制作用。

　　九香虫为蝽科昆虫九香虫的干燥体。味咸，性温，归肝、脾、肾经。有理气活血、温肾助阳之功。《本草纲目》载其"咸温无毒，理气止痛，温中壮阳，久服益人"。《本草新编》谓："兴阳益精，且能安神魄，亦虫中之至佳者。入丸散中，以扶衰弱最宜，但不宜入于汤剂，以其性滑，恐动大便耳。"《本草分经》言："咸温，治膈脘滞气，脾肾亏损，壮元阳。"现常用于治疗胃痛、痛经、遗精等。

　　康佳教授将苏木、九香虫合用，取二者去瘀止痛、温肾助阳之功效，用于治疗寒凝血瘀、肾阳亏虚之痛经、闭经。她认为多囊卵巢综合征属于"癥瘕"范畴，而肥胖型多囊卵巢综合征的基本病机乃肾虚为本，痰瘀互结为标。痰浊与瘀血是疾病过程中形成的病理产物，往往相互影响，既可因痰致瘀，又可因瘀致痰，最终痰瘀互结，而致癥瘕。痰湿积聚，脂膜壅塞，故体肥多毛；痰脂凝聚而致卵巢增大，包膜增厚；痰瘀凝聚日久而成癥瘕，结于胞脉、胞络，最终导致月经稀发、闭经甚至不孕等。因此，康佳教授在治疗多囊卵巢综合征时，常在补益肾气的基础上加此二药，以活血祛瘀、散结消癥。同时，在排卵障碍性疾病中，当卵泡发育成熟时加入苏木、九香虫以促进卵泡排出，形成正常月经，提高妊娠率。

21. 小茴香、艾叶

　　小茴香味辛，性温，归肝、肾、膀胱、胃经。有温补肝肾、散寒止痛、理气和胃之功。《中国药典》载茴香制剂是常用的健胃散寒、行气止痛药。善散下焦寒气，治少腹冷痛、痛经。如《本草述》记载："茴香之主治在疝证……然不如治疝之专而且多者，以其为功于寒水之经有最切耳，第与附子补阳除湿之义，各有攸当也，须细审之。"

艾叶味辛、苦，性温，归肝、脾、肾经。有散寒止痛、温经止血、调经安胎、除湿杀虫之功。《名医别录》曰："主灸百病。可作煎，止下痢，吐血，下部䘌疮，妇人漏血。利阴气，生肌肉，辟风寒，使人有子。"常与鹿角胶、炮姜炭等配伍，治疗肾阳不足，冲任不固所致崩漏下血，月经过多，经期延长等；与阿胶珠、仙鹤草配伍治疗肾气不足，寒凝胞宫所致胎漏下血，胎动不安；与小茴香、肉桂、细辛、干姜、吴茱萸、乌药配伍治疗阳气不足，寒凝胞宫之痛经；与巴戟天、淫羊藿、菟丝子、鹿角霜配伍治疗肾阳亏虚，胞宫虚寒之不孕症。

小茴香、艾叶皆能入冲任、温胞宫，因此，康佳教授临床常将两药合用，温经散寒，活血止痛，治疗胞宫虚寒，寒凝血瘀，瘀阻冲任胞宫之痛经、月经量少等疾病。

22. 莪术、赤芍、丹参

莪术味辛、苦，性温，归肝、脾经。有破血行气、祛瘀止痛之功。《药品化义》记载："蓬术味辛性烈，专攻气中之血，主破积消坚，去积聚癖块，经闭血瘀，扑损疼痛。与三棱功用颇同，亦勿过服。"醋制后入肝经血分，祛瘀止痛作用强，生用行气消积力强。孕妇及月经过多者忌用。

赤芍味苦，性微寒，归肝经。有清热凉血、祛瘀止痛之功。《本草经疏》曰："木芍药色赤，赤者主破散，主通利，专入肝家血分，故主邪气腹痛。其主除血痹、破坚积者……妇人经行属足厥阴肝经，入肝行血，故主经闭。"

丹参味苦，性微寒，归心、肝经。有活血调经、消痈止痛、清心安神之功。《日华子本草》言："养神定志，通利关脉。治冷热劳，骨节疼痛，四肢不遂；排脓止痛，生肌长肉；破宿血，补新生血；安生胎，落死胎；止血崩带下，调妇人经脉不匀，血邪心烦；恶疮疥癣，瘿赘肿毒，丹毒；头痛，赤眼，热温狂闷。"治疗瘀滞冲任所致月经不调、经行腹痛。

莪术、赤芍能行气中之血，破坚消积，去积聚痞块，经闭血瘀，与丹参合用破宿血、补新血，康佳教授临床中常将三药合用，治疗子宫内膜粘连及输卵管阻塞等疾病。

二、常用外治法

1. 热罨包（中药热敷法）

该法是把中药装入药袋浸湿，蒸热后放在患病局部，进行热敷熏煸治疗疾病的一种方法。通过罨包的热蒸气使局部的毛细血管扩张，血液循环加快，利用其药效和温度达到温经通络、调和气血、祛瘀止痛、调和脏腑的目的。通过多年实践，康佳教授对传统的热敷熏煸法进行了改进，运用于盆腔炎、痛经等疾病的治疗，取得了较满意的效果。

（1）**适应证**：盆腔炎、痛经。

（2）**禁忌证**：①热敷部位有创伤、溃疡者禁用。②对药物成分过敏者禁用。

（3）**协定处方**：红藤60g，千年健30g，透骨草30g，丹参30g，追地风30g，独活15g，羌活15g，蒲公英30g，败酱草30g，蜂房15g，红花15g。

（4）**热敷方法**：把1剂药300g装入布袋缝好，用清水浸透后放在蒸锅内，开锅后蒸20分钟，取出稍凉后，药袋温度在40℃左右。将药袋放在下腹部输卵管、卵巢对应部位，如药袋过热时可先加垫毛巾隔离降温，待温度适合时再放在皮肤上。室温低时可于药包上加放热水袋，以保持恒温，防热气散失过快。每次热敷30分钟，以后每次将药袋蒸热蒸透即可使用，每剂药连续使用5次，每日1～2次。

（5）**注意事项**：①勿使药袋温度过热，以免烫伤皮肤。②热敷时要保持一定温度及时间。③夏季为防止药物变质失效，用毕放凉后可存放于冰箱。④避免误服。

2. 中药保留灌肠

中药保留灌肠又称肛肠纳药法，是将中药煎剂自肛门灌入，保留在直肠、结肠内，通过肠黏膜吸收治疗疾病的一种方法。具有清热解毒、软坚散结、活血化瘀等作用。

（1）适应证：盆腔炎。

（2）禁忌证：①肛门、直肠、结肠术后，严重腹泻，肛门疾病，急腹症者。②消化道出血者，女性月经期、妊娠期及产褥期等。

（3）协定处方：红藤15g，败酱草15g，土茯苓15g，车前子15g，醋三棱15g，醋莪术15g，忍冬藤20g，当归20g，丹参30g，皂角刺15g。

（4）操作方法：患者排便后取左侧屈膝卧位，臀部垫高，垫上治疗巾，暴露肛门，身体放松，常规消毒肛周，润滑肛管前端，肛管轻轻插入直肠10～15cm，将39～41℃中药液200mL缓慢灌入，灌肠完毕后尽量减少活动，药液在体内保留1小时左右。每日睡前1次。

（5）注意事项：①调节室温，必要时屏风遮挡。②直肠给药前，嘱患者先行排空大小便。③据四季室温及患者耐受程度调节灌肠药物温度。④直肠给药的温度一般为39～41℃。

3. 穴位贴敷

穴位贴敷是以中医经络学说为理论依据，把药物研成细末，用醋调成糊状，再直接贴敷穴位的一种无创外治法。穴位贴敷疗法是传统针灸疗法和药物疗法的有机结合，其实质是一种集经络、穴位、药物为一体的复合性治疗方法。

（1）适应证：盆腔炎，痛经，月经失调。

（2）禁忌证：①贴敷部位有创伤、溃疡者禁用。②对药物或敷料成分过敏者禁用。③孕妇及瘢痕体质者禁用。

（3）协定处方：丁香、肉桂、细辛、延胡索、川芎、红花各等分，研末。

（4）操作方法：局部清洁后，将已制备好的药糊直接贴压于神阙、关元、气海、子宫、中极、足三里等穴位，然后外敷医用胶布固定。24小时后去除，每周2次。

（5）注意事项：①对于所贴敷之药，应将其固定牢固，以免移位或脱落。②药物现用现配，以防溶剂挥发。③贴敷药物后注意局部防水。④贴敷后若出现范围较大、程度较重的皮肤红斑、水疱、瘙痒或全身过敏现象，应立即停药，并进行对症处理。

4. 脐中疗法方

在所有的针灸穴位中，神阙（即肚脐）是结构最特殊、定位最明确的腧穴，其特殊性及与整体联系的广泛性是其他任何穴位所无法比拟的。《医宗金鉴》明确指出了神阙"主治百病"。脐中疗法是以制成一定剂型的药物（如糊、散、丸等）对脐部施以敷、贴、熏、灸等物理刺激，以激发经气，疏通经络，促进气血运行，调节人体阴阳与脏腑功能的一种外治法。康佳教授临床中将这一理论与妇科疾病的病理生理特点相结合，制定了几种脐中疗法的协定处方，以期调理患者的体质，与内服药联合应用，往往能起到事半功倍的效果。

（1）适应证：痛经、盆腔炎、月经失调、带下、宫寒不孕等。

（2）禁忌证：①贴敷部位有创伤、溃疡者禁用。②对药物或敷料成分过敏者禁用。③瘢痕体质者禁用。

（3）协定处方：①痛经、月经后期、月经量少方（孕期禁用）：丁香、肉桂、细辛、延胡索、川芎、红花各等分研末，黄酒调糊。②腹泻、宫寒不孕方：补骨脂、吴茱萸、炒白术、肉桂、五倍子、五味子等分研末，黄酒调糊。③下焦湿热、便秘、带下、盆腔炎方（孕期禁用）：大黄、枳实、厚朴、芒硝、败酱草、土茯苓等分研末，醋调为糊。

（4）操作方法：局部清洁后，将已制备好的药糊直接贴压于神阙穴上，然后外敷医用胶布固定，24小时后去除，每周2次。或将已制备好的药糊填于脐中，上置艾灸盒，施以灸法，每次 30 分钟，日 1 次。

（5）注意事项：①对于所贴敷之药，应将其固定牢固，以免移位或脱落。②药物现用现配，以防溶剂挥发。③贴敷药物后注意局部防水。④贴敷后若出现范围较大、程度较重的皮肤红斑、水疱、疹痒或全身过敏现象，应立即停药，进行对症处理。

5. 阴痒外洗方

外洗法是用中草药煎剂擦洗外阴，通过清洗或纱布蘸药外敷局部以达到清热燥湿、祛风杀虫止痒的一种方法。临床中针对不同性质的阴道炎，加减应用效果颇佳。

（1）适应证：阴道炎、外阴白斑。

（2）禁忌证：对药物成分过敏者禁用。

（3）协定处方：黄柏 10g，苦参 10g，蛇床子 10g，地肤子 10g，白鲜皮 10g，薄荷 10g，蒲公英 15g，紫花地丁 15g，百部 10g，牡丹皮 10g。

（4）加减：滴虫性阴道炎致痒，加乌梅、枯矾；真菌性阴道炎致痒，加紫草、土槿皮、紫荆皮、鹤虱、乌梅；老年性阴道炎致痒，加补骨脂、山萸肉；外阴白斑致痒，加山萸肉、补骨脂、乳香、没药、丹参、冰片、白及（有破溃者）。

（5）操作方法：中药煎煮 200mL，药液温度 20 ～ 35℃，外敷时，患者平卧于床上，双腿微曲，取膀胱截石位，将纱布蘸取药液敷于外阴瘙痒处，保持 15 ～ 30 分钟，取下纱布后自然晾干；外洗时，取蹲位或坐于马桶上，用上述药液清洗外阴，自然晾干。每日 1 ～ 2 次。

（6）注意事项：①药液不宜过热，以免烫伤皮肤，加重病情，温度控制在 20 ～ 35℃。②清洗时不要搔抓，轻柔冲洗或擦洗，避免抓伤皮肤。

6. 阴肿坐浴方

坐浴是将中药浓煎成液，患者蹲坐于药液中以清热解毒、软坚散结、消肿排脓的一种方法。临床适用于急性前庭大腺炎、急性外阴炎等疾病。

（1）**适应证**：急性前庭大腺炎、急性外阴炎。

（2）**禁忌证**：①对药物成分过敏者禁用。②已破溃流脓者禁用。

（3）**协定处方**：土茯苓 30g，野菊花 30g，蒲公英 30g，天葵子 30g，黄柏 30g，冰片 2g，皂角刺 30g，败酱草 30g，赤芍 30g，紫花地丁 30g。

（4）**操作方法**：中药煎煮至 200mL，药液温度 25～35℃，患者蹲坐于药液中，坐浴 15～30 分钟，自然晾干。每日 1～2 次。

（5）**注意事项**：药液不宜过热，以免烫伤皮肤，造成脓肿破溃，药液温度控制在 25～35℃。

三、古方今用

1. 升降散

（1）**出处**：升降散出自清杨栗山《伤寒温疫条辨》。

（2）**组成及方解**：僵蚕 6g（酒炒），全蝉蜕 3g（去土），广姜黄 9g（去皮），生大黄 12g。

用法：为细末研匀，用黄酒一盅，蜜 15g，调药冷服。

本方以僵蚕为君，蝉蜕为臣，姜黄为佐，大黄为使，米酒为引，蜂蜜为导，六法俱备，此方乃成。僵蚕味辛苦，气薄，喜燥恶湿，得天地清化之气，轻浮而升阳中之阳，故能胜风除湿，清热解郁，从治膀胱相火，引清气上朝于口，散逆浊结滞之痰。蝉蜕气寒无毒，味咸且甘，为清虚之品，能祛风而胜湿，涤热而解毒。姜黄气味辛苦，性温，无毒，祛邪伐恶，行气散郁，能入心脾二经，建功辟疫。大黄味苦，大寒无毒，上下通行，亢盛之阳，非此莫抑。米酒性大热，味辛苦而甘，令饮冷酒，欲其行迟，传化以渐，上行头面，下达足膝，外周毛孔，内通脏腑经络，驱逐邪气，无处不到。蜂蜜甘平无毒，其性大凉，主治丹毒斑疹，腹内留热，呕吐便秘，欲其清热润燥，而自散温毒。盖取僵蚕、蝉蜕，升阳中之清阳；姜黄、大黄，降阴中之浊阴，一升一降，内外通和，而杂气之流毒顿消。升降散调畅气机，解郁散火，可视为治疗四时温病、三焦浊邪壅遏之基本方。

白僵蚕、蝉蜕意不在强责其汗，乃透邪气于外，引清气上达之意；姜黄、大黄意不在强通其便，乃凉降郁热，引浊阴下行之意。取辛以开郁，凉以清热，旨在和其阴阳，调其升降。

（3）临床加减应用：①情志不舒，小腹拘紧不适，时时小便，可合四逆散加减。②肝郁化火、郁热者，治疗上常清解肝经郁火，可合丹栀逍遥散、越鞠丸加减使用。③心烦易怒，胸闷胁胀，口干口苦，可合小柴胡汤加减使用。④少腹里急，腹满，傍晚发热，手心烦热，口唇干燥，可合温经汤加减。⑤腰膝酸软，体倦无力，气短乏力，面色少华，可加补肝肾之桑寄生、杜仲、菟丝子、巴戟天、女贞子等药物，或合当归芍药散加减使用。

2. 归脾汤

（1）出处：归脾汤始载于宋代严用和《济生方》，用治思虑过度，劳伤心脾之健忘、怔忡。元代危亦林《世医得效方》对本方有所发挥，既载明了原方所治诸症，又增补了治疗脾不统血所致的吐血、下血。明代薛立斋《校注妇人良方》中的归脾汤，是在严用和《济生方》归脾汤的基础上加当归、远志而成，主治心脾气血两虚之证。清代汪昂《医方集解》更扩充了其适用范围，用治惊悸、盗汗、食少、妇人带下、崩漏等病证。

（2）组成及方解：白术、当归、白茯苓、炒黄芪、龙眼肉、远志、炒酸枣仁各3g，木香1.5g，炙甘草1g，人参3g。

用法：加生姜、大枣，水煎后服用。

方中黄芪甘温，补脾益气；龙眼肉甘平，既补脾气，又养心血，共为君药。人参、白术皆为补脾益气之要药，与黄芪相伍，补脾益气之功益著；当归补血养心，酸枣仁宁心安神，二药与龙眼肉相伍，补心血、安神志之力更强，均为臣药。佐以茯神养心安神，远志宁神益智；更佐理气醒脾之木香，与诸补气养血药相伍，可使其补而不滞。炙甘草补益心脾之气，并调和诸药，用为佐使。引用生姜、大枣，调和脾胃，以资化源。诸药配伍，心脾得补，气血得养，诸症自除。

（3）加减应用：临床上康佳教授经常用归脾汤加减治疗崩漏、异常子宫出血症，益气养血，补益心脾，使脾气健旺，生化之源充足，则脾能统血摄血，血液充盈，心有所主，气血旺盛则月事以时下。

①出血量多且夹血块，可加益母草、茜草炭、蒲黄炭、刘寄奴以化瘀止血。②失眠多梦、惊悸明显者，可加生龙骨、生牡蛎、珍珠母、琥珀以安神定惊。③月经先期、月经过多伴见心烦、手足心热者，为心阴不足，虚热内生，加生地黄、牡丹皮、栀子以凉血止血。④月经后期，月经过少，闭经伴见心慌、乏力、头晕者，为气血不足，冲任亏损，加熟地黄、白芍、阿胶等以养血滋阴。⑤产后或术后盗汗、自汗者，加山萸肉、煅牡蛎、浮小麦等滋阴敛汗。⑥兼心烦易怒、胸闷胁胀者，加柴胡、白芍、枳壳等疏肝调冲。

（4）扩展应用：归脾汤组方同时兼顾心脾两脏，气血同时补益，临床常用于治疗心脾两虚型月经不调及多种妇科杂病，如异常子宫出血、月经先期、月经过多、围绝经期失眠、带下病、产后缺乳等。也可用于妇科以外的疾病，临床以心悸失眠、食少倦怠、面色无华、舌淡苔白、脉细弱为辨证要点，西医学之高血压、梅尼埃病、冠心病心绞痛、精神分裂症、神经官能症、血小板减少性紫癜、消化性溃疡并出血等有心脾两虚见证者，皆可加减运用。

3. 四二五合方

（1）出处：此方出自《刘奉五妇科经验》。方中以五子衍宗丸补肾气、益精血，以四物汤养血活血，加入仙茅、淫羊藿补肾壮阳，合用以达养血益阴、补肾生精之功。

（2）组成及方解：当归9g，白芍9g，川芎3g，熟地黄12g，覆盆子9g，菟丝子 9g，五味子 9g，车前子 9g，牛膝 12g，枸杞子 15g，仙茅 9g，淫羊藿 12g。

五子衍宗丸，为"古今种子第一方"，《摄生众妙方》在引用此方时所说："添精补髓，疏利肾气，不问下焦虚实寒热，服之自能平秘。"五子，因方中五味药物的名字里均有一个"子"字，故方名为"五子"，有以子补子之意，"衍宗"即繁衍宗嗣的意思。该方有补肾益精之功效，对于女性不孕，月经量少色淡，腰酸膝软，头晕耳鸣，失眠健忘，视物昏花，神疲乏力，畏寒腹凉，须发早白等都有非常好的疗效。

方中枸杞子、菟丝子补肾填精，强壮阳道。覆盆子甘酸性温，益肾固精。五味子五味皆备，《本草汇言》言其"在上入肺，在下入肾，入肺有生津济源之益，入肾有固精养髓之功"。车前子"用通于闭之中，用泻于补之内""水窍开，而精窍闭，自然精神健旺，入房始可生子"。

四物汤，为补血调血的基础方，是由白芍、当归、熟地黄、川芎四味药组成。宋代《太平惠民和剂局方》用此方治疗月经不调、崩中漏下、胎动不安、产后恶露不下等妇人诸疾。为补血调血的常用方，如胶艾汤、圣愈汤、桃红四物汤、补肝汤，均由四物汤加味而成。因此，四物汤又被称为"妇科第一方"。用于治疗营血虚滞所致的头晕目眩、心悸失眠、面色无华、月经量少或闭经、腹痛等。

熟地黄性甘微温，入肝肾经，能治"诸种动血，一切肝肾阴亏，虚损百病，为壮水之主药"。当归既能增补血之力，又能行营血之滞，有和血之功，白芍养血敛阴，柔肝缓急；川芎为血中之气药，走而不守，即能行散。四药相合，各具一性，各建一功，补血而不滞血。女性常多虚而多瘀，四物汤有较好的作用，可谓"妇女之圣药"。

仙茅温肾壮阳，《本草经疏》言其治疗"肾虚腰痛，脚膝无力，水涸精竭，不能孕育"；淫羊藿补肾壮阳，性温不寒，能益精气。二者为妇科常用方二仙汤中温肾阳、补肾精、调理冲任的主要药物。

方中加入牛膝能补肾通经。

四二五合方诸药合用，功能不在于通而在于补，使肾阴肾阳双补，益精养血，使肾气充，精血足，阳生阴长，冲任条达。

肾气充、精血足是女性生长发育及生育的前提与动力。肾中所藏之精气，来源于先天之精，又赖于后天之精的不断充养。肾为冲任之本，气血之根，肾与胞宫相系，胞宫司月经。《傅青主女科》谓"经本于肾""经水出诸肾"。"女性七岁，肾气盛，齿更发长"，说明女性从七岁起，通过肾之精气的不断充盛，促使齿发的更替与生长。其后，随着生长发育，生殖机能也逐步发育成熟，即"二七天癸至，任脉通，太冲脉盛，月事以时下"。三七肾气平均，四七身体盛壮，此二期为生育的最佳时间，其间肾气对机体各种生理活动进行调控，但需要肾阴的滋润濡养和肾阳的推动温煦。

（3）加减应用：①兼胸胁胀痛者，加香附、乌药以理气行滞。②兼口中黏腻，胸闷呕恶者，加苍术、胆南星以燥湿化痰。③若脾胃虚弱，食少纳呆，加砂仁、陈皮以醒脾健胃。④若手足心热，咽干口燥，加牡丹皮、地骨皮以滋阴清热。⑤情绪忧郁，心烦者，加合欢花、郁金。⑥少寐者，加酸枣仁、夜交藤。

（4）扩展应用：该方临床可用于调经，治疗月经量少，黄体功能不全；求嗣，治疗卵巢储备功能下降，辅助生殖取卵及移植；产后，治疗产后汗证，产后身痛。

4. 寿胎丸

（1）出处：寿胎丸源自张锡纯《医学衷中参西录》。原为滑胎及预防流产所设，是一种具有补肾、安胎功效的中药丸剂。

（2）组成及方解：菟丝子12g（炒熟），桑寄生6g，川断6g，真阿胶6g。上药将前三味研细，水化阿胶和为丸，一分重。每服20丸，开水送下，日再服。

方中菟丝子补肾益精，固摄冲任，肾旺自能荫胎，张锡纯认为菟丝子无根而寄生于其他植物上，由此可知菟丝子善于吸收其他植物的精气，而胎儿在母亲腹中的生长也类似于此，故重用菟丝子为君；桑寄生、续断补益肝肾，养血安胎为臣，张锡纯认为桑寄生根不着土，寄生树上，犹胎之寄母腹中，气类相感，大能使胎气强壮，故《神农本草经》载其能安胎。川断亦为补肾之药，其节之断处皆有筋骨相连，大有连属维系之意；阿胶补血为佐使，张锡纯认为阿胶系驴皮所熬，驴历十二月始生，较他物独迟。以其迟，挽流产之速，自当有效。四药合用，共奏补肾养血、固摄安胎之效。

该方药少力专，有"安胎圣方"之称，以补肾气、充养先天之本为主，兼以养血止血，固摄冲任，主要用于治疗滑胎和预防流产，为临床保胎的首选方。

（3）加减应用：①纳差，大便不成型，加党参、白术、砂仁健脾益气，是以后天养先天，生化气血以化精，先后天同补，加强安胎之功。②腰痛明显，小便频数或夜尿多，加杜仲、覆盆子、益智仁加强补肾安胎、固摄缩泉之功。③腹痛较频者加白芍、佛手。④气虚、小腹下坠明显，加黄芪、升麻益气升提安胎或高丽参另炖服。⑤阴道出血不止，加山萸肉、苎麻根、生地榆、桑叶、墨旱莲、仙鹤草等。⑥大便秘结，加肉苁蓉、生地黄、桑椹滋肾增液润肠。⑦热者，选加生地黄、黄芩、二至丸、山萸肉等滋阴清热安胎。⑧寒者，选加温肾之品，如杜仲、补骨脂、鹿角霜等温肾固胎。

（4）扩展应用：寿胎丸有"安胎圣方"之称，主要用于治疗滑胎和预防流产，为临床保胎的首选方。只要把握住肾虚这一主要病机，临床中可以广泛推广应用。寿胎丸不仅治疗胎漏、胎动不安，临床研究表明，该方在治疗功能失调性子宫出血、多囊卵巢综合征、月经先期、月经过多、人工流产后月经量少、继发性闭经、不孕症及辅助生殖技术、胎萎不长、产后恶露不绝、带下、更年期综合征等方面亦有较好疗效。另外，通过补肾、调节机体免疫功能，还可以治疗眩晕、腰腿痛、夜盲、男子精少不育、遗精、乙肝免疫耐受、肝功能异常、肾移植术后排异反应、糖尿病微量蛋白尿等。

5. 甘麦大枣汤

（1）出处：甘麦大枣汤出自《金匮要略》，由炙甘草、小麦和大枣组成，专为治"脏躁"而设。"脏躁"是中医病名，表现为无明显诱因而悲愁、烦躁，或因小事而哭泣、易怒，或伴有失眠，频频打呵欠等，属于抑郁性精神病。正如《金匮要略·妇人杂病脉证并治》所说："妇人脏躁，喜悲伤欲哭，像如神灵所作，数欠伸，甘麦大枣汤主之"。中医学认为，此病多由阴虚血少、心神失养所致。

（2）**组成及方解**：小麦 15～30g，甘草 10g，大枣 7～9 枚。

用法：水煎，饮汤食枣即可。

关于本方，清代医家徐彬曾言："小麦能和肝阴之客热，而养心液，且有消烦利溲止汗之功，故以为君；甘草泻心火而和胃，故以为臣；大枣调胃，而利其上壅之燥，故以为佐。盖病本于血，必为血主，肝之子也，心火泻而土气和，则胃气下达。肺脏润，肝气调，躁止而病自除也。补脾气者，火为土之母，心得所养，则火能生土也。"小麦味甘性凉，能养心安神除烦，适合治疗心悸、失眠等症状，值得注意的是方中小麦为禾本科植物小麦生长成熟的干燥果实，即淮小麦，康佳教授通常将其改为浮小麦（小麦未成熟、干燥轻浮瘪瘦的果实，简单地说就是在水中能浮起来的麦子），是因淮小麦以养心补脾见长，而浮小麦则甘能益气，凉可除热，益气除热止汗是其所长，养心退热，则汗出可止。甘草能泻火解肌肤之热，解毒补气；大枣可补益心脾，养血安神，调和脾胃，亦是方中重要的组成药味，所以古代医家有时干脆简称本方为"大枣汤"。本方基本的立意是以甘润之剂调补脾胃，脾胃为气血生化之源，血充则躁止。从张仲景创制到今天，本方一直是中医治疗"脏躁"常用的方剂，现在已然成为治疗"更年期"潮热汗出、急躁易怒等症状简单有效的方剂。

更年期的人有一个特点就是急躁易怒，别人能容忍的事更年期的人忍不了，在五脏中，肝和怒有密切关系，正常的怒可以使肝气的郁结得以发泄，但过分的心急易怒就是病态的表现。因肝血不足造成了肝气急迫紧张，这种情况要以甘缓的药物来补益阴血，以缓解肝气的急迫，本方就能起到这个作用。更年期的烦躁易怒、潮热、心悸、失眠多梦等，基本都是心肝之阴血不足的表现。本方组成简单，药仅三味，全是平常可食之物，充分体现了药食两用的精髓，功能养心安神，甘缓和中。

（3）加减应用：①如出汗症状不明显，方中仍用淮小麦。②心烦、潮热汗出较轻者，可单服甘麦大枣汤。③伴失眠健忘，眠后多梦，可加酸枣仁胶囊养心安神。④头晕耳鸣，腰膝酸软，手足心热，心烦不宁，是肾阴虚的表现，应滋肾宁心，安神止汗，方用甘麦大枣汤送服六味地黄丸，潮热明显者送服知柏地黄丸。⑤伴心烦易怒，胸闷胁胀，宜疏肝理气，宁心止汗，方用甘麦大枣汤送服逍遥丸，口苦口臭甚者送服丹栀逍遥丸，加强泻火之力。⑥伴心悸乏力、精神倦怠、形寒肢冷、腰膝酸软、面浮肢肿者，是肾阳不足的表现，应以甘麦大枣汤送服肾气丸，温补肾阳，宁心止汗。

（4）扩展应用：甘麦大枣汤不仅治更年期综合征，还可治疗卵巢切除术后、放射治疗后卵巢功能丧失、经前期紧张症、妊娠头痛、产后自汗等。此外，凡神不守舍、情志抑郁属于心血不足、心失所养所致者，都可以在本方基础上加减。甘麦大枣汤确有镇静神经系统的过度兴奋、缓解急迫性痉挛的作用。现今临床更将该方用于治疗神经官能症、失眠、幼儿夜啼症、百日咳、梦游、癫痫、胃痉挛、窦性心律不齐、心脏神经官能症，以及易疲劳、呵欠频作等见有心悸脉促，凡属于心肝气阴两伤者皆宜，但属于阴虚火旺或痰火上扰所致者，则不是甘麦大枣汤的适应证。

附：康佳教授行医 40 年感悟

康佳教授自 1981 年跟诊于黔贵丁氏妇科流派第十代传承人丁丽仙教授学习，后有幸拜丁丽仙教授为师，成为黔贵丁氏妇科流派第十一代传承人，至今已有 40 年。经过恩师耐心的传道、授业、解惑，结合自身多年从医之路的经验，康佳教授对于中医学子如何学习中医理论知识，如何做有文化自信、文化底蕴、传承创新的现代中医人，有自己的心得体会。

1. 坚定文化自信，习先进之医学，做现代中医人

文化是一个国家、一个民族的灵魂，文化兴则国运兴，文化强则民族强，没有高度的文化自信，没有文化的繁荣兴盛，就没有中华民族的伟大复兴。而中医药既是中华文明的重要载体，又在人民健康事业中发挥独特作用。习近平总书记在多个场合都对中医药给予了高度评价，中医是中国文化的瑰宝，特别是经过抗击新冠肺炎疫情、"非典"等重大传染病之后，我们对中医药的作用有了更深的认识——中医药是先进的科学。丁丽仙教授曾教育我们：中医药文化博大精深，非西医学能比拟，我们要虚心吸取古人的经验，将其发扬光大。邓铁涛教授曾说过：中医是后现代的医学，中医不是落后，而是跑得太前了。

（1）**中西医的问世和发展**：中医学起源于原始社会，在春秋战国时期中医理论基本形成。据记载，在周代就出现并使用了望、闻、问、切的四诊方法和针灸。东汉时期张仲景完成了《伤寒杂病论》，这一著作为我国中医学的发展奠定了基础，张仲景也被后人尊为"医圣"。唐代的"药王"孙思邈著有《千金方》，此著作是临床医学的综合性研究成果，对方剂学的发展有很大贡献。唐代是中医学的快速发展时期，唐代经济繁荣，外交广泛，中医理论和

著作被传到各国。外来的药材被运进中国，外来的文化也扩充了中医学内容，国力的强盛推进着中医的发展，在这一时期也有不少人为中医的发展作出了贡献。

（2）**西医出现在近代时期的西方国家，距今有几百年历史**。西医学的研究，主要是建立在生物学和化学的发展基础上。生物学和化学发展的时间比较早，18世纪初就有人在研究这两方面的相关知识，等到它们发展成熟后，西医学才有了理论可以支撑，开始了不断发展之路。西医学正式成为一门独立学科的标志性事件应该是19世纪德国的R.Buchheim出版了世界上第一本药理学教科书，并建立了第一个药理学实验室。从那之后，西医学就开始快速发展，并衍生出许多分支，像生化药理学、免疫药理学等。在发展过程中，许多新型的药物被研发出来，比如抗感染类药物、神经类药物、精神类药物等。

（3）**诊断方法**：传统中医讲究望、闻、问、切四诊合参。《内经》奠定了中医四诊的理论基础，察色、听声、问病、切脉是诊法中最主要的四个方面。纵观历史，可以看出，中医四诊经历了一个由初始—形成—发展—完善的过程。望、闻、问、切四种诊察疾病的基本方法历来被作为中医临床辨证论治的手段。所需物品仅为一张桌子，两把椅子，三个手指，就能撑起一个治病救人的诊所，可谓简、便、验、廉。

随着西医学的飞速发展，对疾病的诊断也不断深入。现代检测手段揭示了疾病的实质状态。现代自然科学及生命科学领域的最新技术成果应用于医学，促进了西医学关于人体生理功能的认识及疾病诊断治疗水平的飞速提高，疾病谱也在不断扩充。

由此可见，传统的四诊方法已不能满足现代中医诊察病情的全部需要。如果我们仍然停留在传统目察指切的认识上，诊治水平就难以提高。国医大师邓铁涛说"使用X线及核磁共振等技术，是中医望、闻、问、切的延伸"。应用先进的检测手段，是发展中医四诊的必由之路。

作为现代中医人，我们要坚定文化自信，在熟练掌握四诊的同时，要充分结合现代的检查手段，发展延伸中医四诊的内容。但不能丢弃瑰宝，选择盲从。

（4）**中西医基础理论的不同**：中医学是以阴阳五行作为理论基础，以理论与实践经验为主体，以脏腑经络的生理和病理为核心，以辨证论治为诊疗特点，以天人合一为治疗目标，以防治结合为最终目的的独特医学体系。祛邪扶正，治病求本，治疗调养周期长。

而西医学建立在生理学和化学的发展上，其医学体系是以解剖生理学、组织胚胎学等学科为基础。强调靶向治疗，哪里有问题就解决哪里，对症下药，治疗周期短，一般只是"治标"。

由上可见，中医并不落后，而是文化底蕴深厚的医学，我们要有强烈的文化自信，衷中参西，发挥中医药的优势，为人类的生命健康保驾护航。

2. 溯源从流，文是基础

医者司命，其道至微至精，清代叶天士说："医可为不可为也，必天资敏悟，读书万卷，而后可以济世。"然而，中医典籍汗牛充栋，即使朝夕攻读，穷其一生，也难破万卷。为医读书，宜溯源从流，由远及近。《内经》为中医理论之渊薮，为医不读《内经》，则学无根本，基础不固。古今精于医理者，无不文理精通。"文是基础，医是楼"，中医典籍都是以古文记录并保存下来的，其中如《内经》《难经》《伤寒论》《金匮要略》等，更属秦汉古文，不仅文辞浑朴，且义蕴深邃。我们要继承传统不泥古，开拓创新不离源。

《内经》论及妇产科相关的条文有数十条，涉及解剖、生理、病理、病证诊法及治法方药等各方面，对中医妇科学的发展具有深远影响。如对月事不来的论述在《素问·阴阳别论》中言："二阳之病发心脾，有不得隐曲，女性不月，其传为风消，其传为息贲者，死不治。"中医学认为五脏功能相互关联、相互影响，按照五行规律，女性因情志抑郁、肝气郁滞，致心脾功能失常，脾主运化，为气血生化之源，胞脉属心而络于胞中，心脾两伤，可致闭经，即木郁克脾土、木郁灼伤心阴，致女性不月为病本；脾土化源不足，转而克肾（水），"经水出诸肾"，肾精亏损也致经闭；脾病而肌肉瘦削，故"其传为风消"；土生金，为母子关系，母病及子，则可引起气息奔冲，呼吸困难之肺部疾患，即"其传为息贲"。可见女性不月系由于精神抑郁而引起，同时可引发诸多变证。按《内经》分析，古人对妇科疾病与七情内伤和脏腑之间的影响是很重视的，肝气郁滞可致月经疾患，并可致许多不良后果。通过此段论述，显示了七情病因在妇科疾病中所占的重要地位，其范围广，理应引起重视，女性对情志致病具有明显的易感性，故临床中应倡导女性月经期、妊娠期、产后期及更年期的精神调护。调经须调摄情志，治疗月经病调肝也是重要手段。正是调经先须调情志，未病先防畅气机。

月经后期为临床常见病，尤其是多囊卵巢综合征所导致的月经后期为疑难杂病。本病首见于《金匮要略·妇人杂病脉证并治》，谓"至期不来"。唐代《备急千金要方·妇人方》中有"隔月不来""两月三月一来"的记载。宋代《妇人大全良方·调经门》引王子亨言"过于阴则后时而至"，认为月经后期为阴盛血寒所致。元代《丹溪心法·妇人》中提出"血虚""血热""痰多"均可导致月经后期的发生，并指出相应的方药，进一步丰富了月经后期的内容。明代《医方考·妇人门》论述月经后期为寒、郁、气、痰。《万病回春·妇人科》认为月经过期而来，紫黑有块是气郁血滞所致。薛己、万全、张景岳等更提出了脾经血虚、肝经血少、气血虚弱、气血虚少、气逆血少、脾胃虚损、痰湿壅滞、水亏血少、燥涩而然、阳虚内寒、生化失期等月经后期的病机，并提出补脾养血、滋水涵木、气血双补、疏肝理气、导痰行气、清热滋阴、温经活血、温养气血等治法和相应的方药，使本病在病因、病机、治法、方药等方面渐臻完备，为后世医家辨证论治提供了理论基础。

故治医者，须博览群书，方能"于医道无所滞碍"（孙思邈）。因此我们既要勤求古训，溯源从流，博采众长，夯实基础，又要勇于发现、发扬、创新，灵活应用于临床，肩负起继承、发扬、发展、创新中医药学之重任。

以上是康佳教授跟师学习及从医近40年的心得，也是做现代中医临床的根本。在5000多年文明发展进程中，中华民族创造了博大精深的灿烂文化。我们一定要系统梳理传统文化精华，让书写在古籍里的文字都活起来。坚定文化自信，溯源从流，学经典，习先进之医学，做现代中医人！